Digitale Lernangebote in der Pflege

Eva Ortmann-Welp

Digitale Lernangebote in der Pflege

Neue Wege der Mediennutzung in der Aus-, Fort- und Weiterbildung

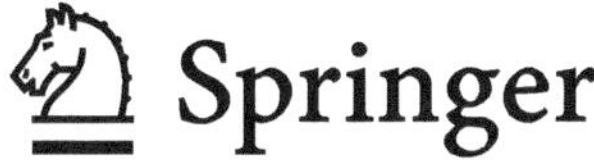 Springer

Eva Ortmann-Welp
Ostbevern, Deutschland

ISBN 978-3-662-61673-4   ISBN 978-3-662-61674-1   (eBook)
https://doi.org/10.1007/978-3-662-61674-1

Die Deutsche Nationalbibliothek verzeichnet diese Publikation in der Deutschen Nationalbibliografie; detaillierte bibliografische Daten sind im Internet über http://dnb.d-nb.de abrufbar.

Fotonachweis Umschlag: © stock.adobe.com/BullRun/ID 304499849

Planung/Lektorat: Sarah Busch
Springer ist ein Imprint der eingetragenen Gesellschaft Springer-Verlag GmbH, DE und ist ein Teil von Springer Nature.
Die Anschrift der Gesellschaft ist: Heidelberger Platz 3, 14197 Berlin, Germany

Inhaltsverzeichnis

Ziele und Struktur des Buches

Es gilt in unserer Gesellschaft und in der heutigen Berufswelt bei den Mitarbeitern Kompetenzen und die Fähigkeit zum Lebenslangen Lernen aufzubauen, denn diese sind Voraussetzungen für die Beschäftigungsfähigkeit und für die gesellschaftliche Teilhabe.

Die Kompetenzentwicklung schließt heutzutage die Medienkompetenz mit ein, da diese aufgrund der fortschreitenden Digitalisierung in allen Lebensbereichen und Bildungskontexten eine zunehmend große Rolle einnimmt.

Digitale Medien haben auch im Pflegeberuf Einzug gehalten. Elektronische Patientenakten, Televisiten, Robotik und Monitoringsysteme zählen in vielen Einrichtungen zum Berufsalltag.

Es ist wichtig bereits in der Pflegeausbildung die entsprechenden Medienkompetenzen aufzubauen, um die Teilnehmer für die bereits bestehenden und zukünftigen Herausforderungen im Pflegeberuf zu befähigen. Auch in Fort- und Weiterbildungsangeboten sollte der Fokus nun auf Arbeitsprozesse in Verbindung mit den digitalen Technologien gelegt werden.

Dieses Buch soll insbesondere für Bildungspersonal in Aus-, Fort und Weiterbildungsstätten für Gesundheitsberufe ein Lehrbuch und Handlungsleitfaden für das Lehren mit digitalen Medien darstellen. Es soll den theoretischen Background, Ideen und Impulse liefern und Hürden abbauen, da neben der Theorie auch die praktische Umsetzung beschrieben wird. Die Verzahnung von Theorie und Praxis stellt das Besondere an diesem Buch dar.

Neben der Erläuterung der Gründe für eine Integration digitaler Medien in Bildungsprozesse sowie den theoretischen Grundlagen der Medienpädagogik werden auch konkrete praktische Umsetzungsmöglichkeiten mit verschiedenen digitalen Medien bzw. Angeboten aufgezeigt.

Zunächst werden im nächsten Kapitel die Gründe für die Integration digitaler Medien in Bildungsprozessen und die Digitalisierung in der Pflege verdeutlicht. Anschließend wird ein Überblick über die vielfältigen Formen des E-Learnings gegeben und es werden die Potenziale digitaler Medien für das Lernen und den Kompetenzaufbau erläutert.

Medienpädagogische und mediendidaktische Grundlagen sowie Strategien werden im vierten Kapitel vermittelt. In Anlehnung an die Lerntheorien werden u. a. die Gestaltungsprinzipien und weitere Erkenntnisse für ein effektives Lehren und Lernen mit digitalen Medien aufgezeigt.

Die notwendigen Kompetenzen von Lehrenden werden im fünften Kapitel thematisiert.

Im sechsten Kapitel werden konkrete digitale Medienangebote für die praktische Umsetzung vorgestellt. Zunächst wird das digitale Lernangebot beschrieben und es werden aktuelle

© Springer-Verlag GmbH Deutschland, ein Teil von Springer Nature 2020
E. Ortmann-Welp, *Digitale Lernangebote in der Pflege*, https://doi.org/10.1007/978-3-662-61674-1_1

Studienergebnisse zu dessen Potenzialen für die Kompetenzentwicklung geliefert.

Anschließend folgen anschauliche Anwendungsbeispiele aus der Praxis, d. h. es werden konkrete didaktische Lernarrangements mit diesem Medium in der Praxis vorgestellt. Notwendige Unterstützungsmaßnahmen, auftretende Hürden und Herausforderungen werden angesprochen und es wird aufgezeigt, wie diese vermieden bzw. optimiert werden können.

In diesem Buch sind die Inhalte der Rahmenpläne[1] der Fachkommission nach § 53 PflBG und die hier beschriebenen Lernsituationen mit digitalen Medien und erforderlichen digitalen Kompetenzen berücksichtigt und es wird konkret darauf eingegangen.

Die plötzlichen Quarantäne- Maßnahmen aufgrund der Corona- Pandemie 2020 öffneten vielen Bildungseinrichtungen die Augen, dass sie die Umsetzung des digitalen Lernens verpasst hatten und nun über Nacht Konzepte für das Online- Lernen entwerfen mussten.

Auch wurde konkret für jeden einzelnen spürbar, was es heißt, dass Deutschland im Bezug auf die Internetgeschwindigkeit im Ranking weit abgeschlagen auf Platz 25[2] im weltweiten Vergleich liegt. Gerade abends war das Potenzial digitaler Medien – miteinander ortsunabhängig, aber dennoch zeitgleich kommunizieren zu können- nicht mehr möglich, oder nur mit Verbindungsschwierigkeiten.

Die Digitalisierung kann nicht mehr rückgängig gemacht werden, sie bietet auch viele Vorteile. Es ist wichtig, dass wir Lehrenden die Lernenden durch den Aufbau einer Medienkompetenz für die jetzigen Herausforderungen befähigen. Die digitalen Medien bieten aber auch zahlreiche Potenziale für das Lernen, die es zu nutzen gilt. Es ist wichtig den Lernenden eine aktive Rolle zu gewähren und selbst als Lehrender die Rolle eines unterstützenden Begleiters einzunehmen.

Die Geschlechterbezeichnungen wechseln im Text. Es sind aber immer beide Geschlechter angesprochen. Aufgrund von eigenen Erfahrungen und durchgeführten Studien seit über zehn Jahren im Bereich Lehren mit digitalen Medien, die im folgenden Text ebenso beschrieben werden, wurde sich in diesen Textpassagen für die weibliche Bezeichnung entschieden.

---

[1] https://www.bibb.de/dokumente/pdf/geschst_pflgb_rahmenplaene-der-fachkommission.pdf

[2] https://www.it-daily.net/analysen/16102-internet-geschwindigkeit-weltweit-deutschland-auf-platz

Dieses Kapitel darf in einem Buch über Digitale Lernarrangements nicht fehlen. Die Ergebnisse der letzten „International Computer and Information Literacy (ICIL) Study" aus dem Jahre 2018 offenbaren erneut, dass Deutschland international noch immer auf den letzten Plätzen rangiert, wenn es um die Medienkompetenz der Jugendlichen oder dem Einsatz digitaler Medien im Unterricht geht. Zwar nutzen Lehrkräfte demnach häufiger digitale Medien im Unterricht als vor fünf Jahren, dennoch liegt Deutschland mit diesem Ergebnis im internationalen Vergleich weit hinten, nur Uruguay hat noch einen geringeren Anteil an Lehrkräften, die täglich digitale Technologien nutzen. In den meisten Ländern ist die Quote doppelt so hoch oder höher (Eickelmann et al. 2018, S. 205 f.). Ein wichtiger Grund hierfür kann sein, dass die Potenziale digitaler Medien von deutschen Lehrkräften weitaus geringer eingeschätzt werden als von ihren Kollegen anderer Staaten. Nur 35 % der Lehrkräfte stimmten der Aussage zu, dass die Nutzung digitaler Medien Lernprozesse der Schülerinnen und Schüler unterstützen kann. Damit erreicht Deutschland den vorletzten Platz. Auch Eickelmann, die durchführende Verantwortliche der ICIL- Studie in Deutschland, sieht in der Vermittlung des Mehrwerts digitaler Medien den grössten Handlungsbedarf.

Der Mehrwert bzw. die Potenziale digitaler Medien werden daher im Kap. 3 detailliert erläutert.

Digitale Medien haben in jeglichen Lebensbereichen Einzug gehalten. Aufgrund des immer schnelleren Fortschritts in Wissenschaft sowie Technik verändert sich auch die Medienwelt ständig und beeinflusst immer mehr das alltägliche Leben, die Kommunikation und nahezu alle weiteren gesellschaftlichen Prozesse.

Die technologischen Fortschritte mit der Digitalisierung, Miniaturisierung und auch der Vernetzung haben zu vorher noch nicht dagewesenen Möglichkeiten, den Eigenschaften Neuer Medien, geführt. Neu sind hierbei die aufgrund technischer Fortschritte ständig optimierten Anordnungen und Verknüpfungen der Informationen. Ebenso die Darstellungsformen, die räumliche und zeitliche Flexibilisierung der Nutzung und der Vernetzung sowie deren Übertragungsgeschwindigkeit (Arnold et al. 2018, S. 13 f.).

In Deutschland ist eine skeptische Haltung gegenüber digitalen Medien in Bezug auf das schulische Lernen wahrnehmbar. Digitale Medien werden entweder als Bedrohung wichtiger Kulturtechniken dargestellt, oder als reine Werkzeuge oder Hilfsmittel, als austauschbare Container, in denen das Material ausgeliefert wird. Es wird jedoch verkannt, dass diese Medien einen äußerst weitreichenden Einfluss in der Gesellschaft haben bzw. hier bereits zu einer Transformation, einer Kulturveränderung, führten. Nicht nur die Informations- und Kommunikationsmöglichkeiten verändern

© Springer-Verlag GmbH Deutschland, ein Teil von Springer Nature 2020

E. Ortmann-Welp, *Digitale Lernangebote in der Pflege*, https://doi.org/10.1007/978-3-662-61674-1_2

sich, sondern auch die gesamte Lebenswirklichkeit, die Arbeitswelt (Stichwort: Industrie 4.0), die ökonomischen Grundlagen, die Produktionsweisen als auch die persönlichen Beziehungen (Krommer 2019, S. 81 ff.).

Medienkompetenz kann heutzutage als eine vierte Kulturtechnik oder eher als eine Querschnittskompetenz gesehen werden, denn die digitalen Medien haben auch die tradierten Kulturtechniken beeinflusst bzw. verändert. So erfordert der Leitmedienwechsel von der Buch- zur Netzkultur neue Lesefähigkeiten. Da Texte im Netz durch Links verbunden sind und interaktive Zusatzangebote wie Videos und Bilder enthalten, zeichnet sich das Lesen durch nicht-lineare Prozesse aus. Es sind spezifische Methoden des Wissensmanagements erforderlich, z. B. mit der Vielzahl von Texten umgehen, diese und ihre Kontexte beurteilen zu können, die Suchverfahren zu kennen und auch die heutzutage vereinfachte Form des Produzierens wahrzunehmen. Neben dem Konsumieren von Texten selbst Autor zu werden, zu „prosumieren" (Süss et al. 2018, S. 100 f.).

Mit der entsprechenden Medienkompetenz lassen sich jedoch die Herausforderungen der Zukunft – das Lebenslange Lernen und die stetige Kompetenzentwicklung – bewältigen. Der Zugang zu Wissen und die Konstruktion neuen Wissens wird durch die Eigenschaften neuer Medien erleichtert.

Giesecke (2002, S. 15) verdeutlichte mit der Formulierung der Innovationsspirale, dass an den Medienformen Inhalte, Ideen und ganze Weltbilder kleben. Die Form eines Mediums prägt maßgeblich die Produktionsbedingungen, den Inhalt und dessen Wirkungen. Dass Medien auch die Auswahl sinnvoller Inhalte drastisch begrenzen, verdeutlicht das Medium „Rauchzeichen", mit denen man wohl schlecht eine philosophische Diskussion führen kann (Krommer 2019, S. 124).

Durch die Kultur der Digitalität wird die gesamte Gesellschaft in eine neue Denk- Nährlösung getaucht, in der auch Begriffe wie Lernen und Wissen neue Bedeutungen erhalten. Aufgrund der Schnelllebigkeit des Wissens ist es wichtig Wissen als vorläufig anzuerkennen, dafür aber einzusehen, dass Lernen persönlich

bedeutsam und selbstgesteuert sowie engagiert erfolgen muss. Es kommt zu einem kulturellen Umbruch im Lehren und Lernen, der auf eine wachsende Eigenständigkeit der Lernenden hinausläuft. Das digitale Zeitalter wird geprägt durch ein Denkmodell des „Rauskriegens" und nicht mehr des „Büffelns" (Rosa 2019, S. 112).

Für das Wissensmanagement ist auch eine Urteilsfähigkeit erforderlich, die nicht ohne eine Multiperspektivität möglich ist. Daher ist auch das Lernen in und mit Netzwerken so wichtig, das mit digitalen Medien orts- und zeitunabhängig möglich geworden ist.

Der digitale Wandel ist unumkehrbar und stellt neue Herausforderungen, die andere bzw. weitere Kompetenzen erfordern. Die sogenannten Kompetenzen des 21. Jahrhunderts sind beispielsweise Kommunikation, Kollaboration, Kritisches Denken und Kreativität sowie Problemlösekompetenz und die Selbststeuerung (Mihajlovic 2019, S. 172 f.).

Medienkompetenz kann heutzutage daher auch als „Schlüssel für die Teilhabe und für die Entwicklung einer aktiven und selbstbewußten Rolle in Gesellschaft und Arbeitswelt" betrachtet werden (Buchem 2013, S. 5).

Die Aufgabe der Bildungsinstitutionen ist es wiederum Kompetenzen aufzubauen und für die Herausforderungen der Zukunft zu befähigen.

Welche Komponenten eine Medienkompetenz beinhaltet und dass die Digitalisierung vor keinem Beruf Halt gemacht hat – auch nicht vor dem Pflegeberuf – wird in den nächsten Unterkapiteln verdeutlicht.

Fazit

Die Digitalisierung hat bereits zu einer Transformation bzw. Kulturveränderung geführt und kann nicht mehr rückgängig gemacht werden. Die Kultur der Digitalität hat zu bedeutenden Veränderungen geführt in der auch Begriffe wie Lernen und Wissen neue Bedeutungen erhalten. Lehrende haben die Aufgabe Kompetenzen aufzubauen und neben der Medienkompetenz sind die erforderlichen Kompetenzen des

21. Jahrhunderts die 4 Ks -Kommunikation, Kollaboration, Kritisches Denken und Kreativität- sowie Problemlösekompetenz und die Selbststeuerung. ◄

2.1 Die Bedeutung der Medienkompetenz in einer digital geprägten Welt

Medienkompetenz kann als Zielkategorie pädagogischen Handelns gesehen werden.

Im deutschsprachigen Raum hat sich bezüglich der Anforderungen für einen kompetenten Umgang mit Medien der Begriff der Medienkompetenz nach Baacke (1996) durchgesetzt.

Baacke (1996, S. 119) sieht diese als eine Fähigkeit an, alle Art von Medien für das Kommunikations- und Handlungsrepertoire von Menschen einzusetzen. Er differenziert nach vier Dimensionen: Medienkritik, Medienkunde, Mediennutzung und Mediengestaltung. Außerdem ordnet er die Medienkritik und die Medienkunde der Medienpädagogischen Dimension der Vermittlung und die Mediennutzung und Mediengestaltung der Medienpädagogischen Dimension der Ergebnis- bzw. Zielorientierung zu (Baacke 1997, S. 98 f.).

Baacke richtete in seinem Konzept einer handlungsorientierten Medienpädagogik den Fokus auf die Hinführung zu einem selbstbestimmten und kompetenten Umgang mit den Medien. Medien stellen sowohl Ressourcen als auch Risiken dar. Er kritisiert, dass die Medienpädagogik eine lange Zeit vorrangig ihre Aufgabe darin sah, die Menschen vor potenziell schädlichen Medieneinflüssen zu schützen. Er nennt die stark von der Medien-Abwehr beherrschten pädagogisch orientierten Schriften „die falschen Verbündeten der Medienpädagogik" (ebd., S. 34). Menschen sollten dagegen dazu befähigt werden, selbstbestimmt mit den Medien umgehen zu können.

Unter *Medienkritik* ist zunächst die analytische Fähigkeit zu sehen, die Zusammenhänge im Medienbereich, z. B. die Medieninhalte, zu erkennen und zu erfassen. Die ethische Dimension beinhaltet die sozial-verantwortliche Ausrichtung des analytischen Denkens, des reflexiven Rückbezugs und des Handelns in Bezug auf Medien. Hierzu zählt z. B. das Fällen von Werturteilen über Medien und deren Inhalte. Wichtig ist ein kritisch-reflexiver Umgang und die Entwicklung einer Sensibilität Medien (-inhalten) gegenüber beispielsweise in Bezug auf Seriosität, den Datenschutz oder den Persönlichkeits- und Urheberrechten (Zorn 2011, S. 175).

Heutige Medien bieten in der Demokratie für die mündigen Bürger ebenso noch nie dagewesene Möglichkeiten der aktiven Partizipation. Es können Online-Petitionen gestartet, die eigene Meinung als Kommentar hinterlassen und im sozialen Netzwerk zur Teilnahme aufgerufen werden. Ein mündiges Mitglied einer demokratischen Gesellschaft zu werden, erfordert auch, die Medien zu durchschauen, aber nicht nur diese, sondern auch die anderen Institutionen der Gesellschaft kritisch zu erfassen. „Dazu wiederum können kompetent genutzte Medien beitragen, wenn sie ihre Funktion als „vierte Macht im Staat" wahrnehmen" (Süss et al. 2018, S. 97 f.).

Die *Medienkunde* umfasst das Wissen über die heutigen Medien und Mediensysteme und beinhaltet in der informativen Dimension Kenntnisse über die Ausdifferenzierung und Vielfalt der Medien. Die instrumentell-qualifikatorische Medienkunde beschreibt die Fähigkeit Medien auch bedienen zu können, also das sogenannte technische Know-How im Umgang mit Medien. Die Zielorientierung liegt im Handeln der Menschen.

Unter der rezeptiv-anwendenden *Mediennutzung* sind die Nutzungsgewohnheiten und Praktiken zu verstehen, z. B. eine Programm-Nutzungskompetenz. Die interaktive Nutzung beschreibt den handelnden, aktiven Umgang bei der Mediennutzung.

Eine innovative *Mediengestaltung* bezieht sich auf Veränderungen oder Neuerungen im Medienbereich und die kreative Mediengestaltung betont die aktive Rolle bei der Gestaltung, z. B. die Kreation einer eigenen Website (Baacke 1997, S. 99).

▶ Mit dem Aufbau einer Medienkompetenz sollen Chancen eröffnet werden, „Möglichkeiten einer förderlichen Mediennutzung wahrzunehmen, Gefährdungen soweit wie möglich zu vermeiden und selbst Einfluss auf die Medienlandschaft auszuüben" (Tulodziecki et al. 2019, S. 16).

Wichtig ist hierbei die Denkerweiterung, dass es sich bei den heutigen Medien nicht mehr um Geräte handelt, die eine optionale Nutzung ermöglichen. Wie im Vorkapitel beschrieben durchdringt und prägt digitale Technik alle anderen Kulturtechniken, unseren Alltag und nahezu alle gesellschaftlichen Prozesse. Aktuell gilt in der Medienpädagogik daher nicht mehr als Ziel die Entwicklung der Medienkompetenz sondern erweiternd die „Medienbildung oder die „Bildung in einer durch digitale Technik geprägten Welt", die darauf abzielt, „Menschen und Gesellschaften zu befähigen, Anforderungen einer digitalen Welt gestaltend bewältigen zu können" (Kerres 2018, S. 64 f.).

Für die Bewältigung dieser Anforderungen sind pädagogische Maßnahmen unbedingt notwendig und bedeutsam geworden. Bei der pädagogischen Praxis mit Medienbezug werden drei Situationen oder Prozesse offensichtlich, die nicht als isolierte Vorgänge betrachtet werden, sondern sich überschneiden und verbinden können: das *Lernen und Lehren mit Medien, die Medienerziehung und die Medienbildung* (Tulodziecki et al. 2019, S. 41).

Auch wenn die Begriffe häufig überschneidend genutzt werden, ist eine grobe Begriffsklärung wichtig: *Medienerziehung* beinhaltet das Verständnis der Erziehung zu einer kompetenten und reflektierten Mediennutzung, das auch als Medienkompetenzförderung betrachtet werden kann (Erziehung über Medien). Außerdem ist in diesem Begriff auch die Erziehung durch Medien beinhaltet. Erörtert wird welchen erzieherischen Einfluss die Medien selbst auf den Menschen ausüben bzw. wie sich Medien für Erziehungs- und Bildungsprozesse instrumentalisieren lassen.

Seit den 1990er Jahren wird vermehrt der Begriff *Medienbildung* verwendet, womit die enge Assoziation an Kindheit und Erziehung erweitert wird, da Bildung in unserer heutigen Wissensgesellschaft lebenslang erfolgt. Bildung ermöglicht eine Teilhabe an der Kultur.

Heutzutage ist eine Erziehung ohne Medienerziehung und auch eine Bildung ohne Medienbildung nicht mehr denkbar (Süss et al. 2018, S. 135 f.).

Die *Mediendidaktik* befasst sich vordringlich mit dem *Lehren und Lernen mit Medien*. Es geht in dieser medienpädagogischen Disziplin darum zu klären wie Medien bzw. Medienangebote zur Erreichung pädagogisch begründeter Ziele konzipiert und eingesetzt werden sollten und wie Lehr-/Lern-Prozesse durch die Gestaltung oder den Einsatz von Medien optimiert werden können (ebd. S. 162 f.).

▶ **Wichtig** Für die Bildung in einer durch digitale Technik geprägten Welt sind folgende pädagogische Maßnahmen erforderlich:

- Medienerziehung
- Medienbildung
- Mediendidaktik – Lehren und Lernen mit digitalen Medien

Der Einsatz digitaler Medien muss auf Basis passgenauer mediendidaktischer Konzepte und qualitätsgesicherter Inhalte in allen Bereichen des Bildungssystems von der frühkindlichen Bildung bis zur Weiterbildung erfolgen, denn bei der angeblichen Medienkompetenz heutiger Jugendlicher handelt es sich um einen Mythos.

Aktuelle Studien zu dem Medienumgang von Jugendlichen, wie z. B. die JIM – Studie (Jugend, Information, Medien) aus dem Jahre 2018, verdeutlichen, dass Jugendliche zwar zum Einen über ein großes Medien- bzw- Geräterepertoire verfügen (über 99 % aller Jugendlichen besitzen ein Smartphone und einen Computer/Laptop) (MPFS 2018, S. 6), zum Anderen aber diese Geräte vorrangig für die Unterhaltung und das Spielen nutzen (ebd. S. 33). Von einer umfassenden Medienkompetenz die Jugendlichen nachgesagt wird, kann hier keine Rede sein. Schulmeister (2012) machte auf den Mythos der Digital Natives als Erster aufmerksam und auch Eickelmann sagte in einem Interview zu den Ergebnissen der ICIL-Studie 2018: „Drei von zehn Schülern können nur ‚Links anklicken und ihr Handy streicheln'".

Zweifelsohne kann nach Tapscott (2008, S. 2 f.) den Digital Natives bzw. der Net Generation ein unbedarfter Umgang mit den Neuen Medien nachgesagt und zugesprochen werden, da Kinder und Jugendliche von klein auf mit diesen Geräten aufgewachsen sind und diese zu ihrer Lebenswelt gehören. Jüngere Menschen adaptieren technische Innovationen schneller als ältere; sie quälen sich nicht durch Bedienungsanleitungen, sondern erproben Funktionalitäten spielerisch und autodidaktisch.

Auch die Form des Denkens und die Art und Weise Aufgaben anzupacken, hat sich bei den Digital Natives geändert. Aufgrund der Medieneigenschaften haben sie ein zunehmend non-lineares Denken entwickelt, sie sind es gewohnt Informationen multimodal zu verarbeiten, arbeiten kollaborativ zusammen und nutzen Medien vorwiegend mobil (Moser 2019, S. 90).

Die digitalen Medien werden allerdings vorrangig für Unterhaltungsaktivitäten, oder den Austausch über Soziale Netzwerke genutzt, doch kaum für eine aktive kompetente Mediennutzung oder das Lernen (MPFS 2018, S. 32 f.).

Außerdem besteht kaum Erfahrung mit dem Umgang mit Wikis, Web-based Trainings oder virtuellen Klassenräumen. Diese Anwendungen werden allerdings von größeren Unternehmen als Lernformen eingesetzt (Enquete-Kommission 2013, S. 32).

Auch vor dem Pflegeberuf hat der digitale Wandel keinen Halt gemacht und fordert von den Berufsangehörigen zusätzliche Kompetenzen.

▶ Studien belegen es: Jugendliche sind nicht medienkompetenter als ältere Menschen. Sie haben einen unbedarften Umgang mit neuen Medien und adaptieren technische Innovationen schneller, allerdings nutzen sie die Medien vorwiegend für Unterhaltungsaktivitäten, doch kaum für eine aktive kompetente Mediennutzung. Dafür haben ältere Nutzer einen medienkritischen Blick. Hier gilt das Miteinander und Voneinander Lernen.

2.2 Digitalisierung und Technisierung in der Pflege

Der Pflegeberuf ist ein tendenziell weniger technikaffiner Dienstleistungsberuf, zeichnet sich jedoch durch ein wissensintensives Tätigkeitsfeld aus. Gerade im Hinblick der rasanten Entwicklung von Technik und Wissenschaft wird heutzutage die Halbwertzeit des Wissens in jeglichen Berufen stetig geringer. Betriebliches Fachwissen allgemein hat eine Halbwertzeit von 4 Jahren. Beim IT- Fachwissen wird es erschreckend deutlich, hier ist nach 1,5 Jahren die Hälfte des Wissens nicht mehr aktuell (Blum und Dübner 2012, S. 42).

So wird heutzutage beispielsweise auch alle fünf Minuten eine neue medizinische Erkenntnis gewonnen. Da Pflegekräfte auch bzw. bei weitem nicht nur medizinisches Wissen aktualisieren müssen, ist bei diesem Beruf die Notwendigkeit einer Wissensaktualisierung für ein kompetentes Arbeiten unbedingt gegeben. Hierbei bieten digitale Medien hilfreiche Möglichkeiten, die man erst mit einer entsprechenden Internetrecherchekompetenz ausschöpfen kann (Weinreich 2015, S. 389).

Das berufliche Lernen hat Entgrenzungen erfahren, da aufgrund der Schnelllebigkeit des Wissens und dem Fokus auf die Kompetenzentwicklung Lernprozesse verstärkt im Prozess der Arbeit stattfinden müssen. Arbeiten und Lernen verschmelzen miteinander und Lerninhalte müssen ubiquitär verfügbar sein. Berufstätige sind gefordert, auch nach ihrer Ausbildung und jenseits der Reichweite von traditionellen formalen Fort- und Weiterbildungsmaßnahmen im Sinne des Lebenslangen Lernens ihre Fähigkeiten und Kenntnisse kontinuierlich zu überprüfen und aktuelle Erkenntnisse in ihrer Arbeit zu berücksichtigen. Formale Bildungsangebote, beispielsweise berufliche Fort- und Weiterbildungen, sind nicht mehr ausreichend und erweisen sich aufgrund der oben genannten Entwicklungen als nicht mehr flexibel genug (Dehnbostel 2010, S. 54 f.).

Ein informelles Lernen ist heutzutage einfacher möglich als je zuvor. Das Internet bietet mit einer entsprechenden Selbstlern- und Recherchekompetenz den Zugriff auf aktuelles Wissen und auch viele weitere formale und informelle E-Learning- Bildungsmöglichkeiten. Zum anderen ermöglichen digitale Medien ebenso einen nahezu unbegrenzten, orts- und zeitunabhängigen Erfahrungsaustausch mithilfe entsprechender Kommunikations- und Kollaborationstools, wie z. B. Foren oder Kooperativer Editoren. Auf diese Weise können sich Berufserfahrene mit Kollegen nicht nur aus anderen Einrichtungen innerhalb eines Landes, sondern auch weltweit austauschen. Entsprechende Foren sind mittlerweile für nahezu alle Berufe vorhanden (Dittler 2017, S. 60).

Digital unterstütztes Lernen gewinnt auch im Pflegeberuf zunehmende Bedeutung. Es gibt mittlerweile Foren, Blogs und weitere Open Educational Ressources, d. h. kostenlose Lernangebote im Internet, für den Pflege- und Medizinbereich (siehe Abschn. 6.4). Doch leider ist die Nutzung dieser Angebote weitaus geringer als in anderen Berufen, da hierzu u. a. noch die Kenntnis fehlt (Ammenwerth und Kreyer 2018, S. 156 f.).

Auch Angebote, welche digitale Technologien einsetzen und reine E-Learning Angebote, z. B. Online- Seminare für Pflichtfortbildungsthemen, sind auf dem Vormarsch. Sie erweisen gerade auch im Hinblick des Fachkräftemangels eine größere Flexibilität. Die Online-Kurse können zeitlich und örtlich flexibel absolviert werden. Die Mitarbeiter erhalten für die Bearbeitung eine Gutschrift in ihrem Arbeitszeitkonto (Schoch und Pangerl 2018, S. 916 f.).

Aus diesen Gründen sollte ebenfalls in der Aus-, Fort- und Weiterbildung des Pflegeberufs der Aufbau einer Medienkompetenz und der Einbezug digitaler Medien in den Lehrkontext erfolgen, um die Berufsangehörigen auf das Lebenslange Lernen und die neuen Herausforderungen zur Bewältigung dieser in Form vom Online-Lernangeboten und Online-Prüfungen vorzubereiten.

Auch Kamin und Meister (2017) konnten im Rahmen des Projektes MeCoPflege und einer hier durchgeführten qualitativen Interviewstudie aufzeigen, dass entgrenztes Lernen zwar für den Pflegeberuf zwingend erforderlich ist, jedoch noch nicht systematisch Eingang in die Berufspraxis gefunden hat. Im Projekt MeCoPflege wurden Pflegekräfte zum „Mediencoach für das Berufsfeld Pflege" qualifiziert. Die Seminarteilnehmenden entwickelten Konzepte, die digital unterstütztes Lernen in den Einrichtungen verankern. Hierbei führte Kamin mit den Teilnehmenden der Online-Konzepte Interviews und erlangte hilfreiche Erkenntnisse in Bezug auf den Qualifizierungsbedarf. Pflegende seien grundsätzlich motiviert, neue Medien in der Fort- und Weiterbildung zu verwenden, allerdings sei die Medienkompetenz für neue Web 2.0 Werkzeuge nicht gegeben. Aus diesen Gründen ist eine Hin- und Einführung für das digitale Lernen z. B. durch Tutoren so wichtig. Auch wünschten sich die Befragten, dass Online- Lernangebote auf jeden Fall eine Austauschmöglichkeit, Kommunikation und Kollaboration, z. B. durch Foren und Kooperative Editoren, bieten sollten. Oder es sollten Blended Learning Angebote sein, eine Mischung von Online- und Präsenzelementen.

Die Medien der Web 2.0- Technologie werden auch Social Software genannt und ermöglichen den unbegrenzten weltweiten Austausch. Nicht umsonst bezeichneten Erpenbeck und Sauter (2007, S. 144) Social Software als „Kompetenzlernsoftware".

Dass ein Wissens- und Erfahrungsaustausch insbesondere für die Kompetenzentwicklung im Pflegeberuf einen großen Nutzen darstellt, wurde durch die Pflegewissenschaftlerin Patricia Benner schon im Jahre 1984 belegt. Es wäre sehr wichtig, dass die Pflegeexperten und die anderen Pflegenden mit weniger Erfahrung miteinander kommunizieren, um „eine gemeinsame beschreibende Sprache zu entwickeln und sich über ihre vergleichbaren Beobachtungen auszutauschen" (Benner 2012, S. 74). Diese verbalisierten Erfahrungen können dann für die Vervollkommnung eigener Kompetenzen und für die Kompetenzentwicklung anderer Pflegenden Zugutekommen.

Wie Kamin und Meister (2017) verdeutlichten ist eine Hinführung bzw. eine Einübung dieser digitalen Werkzeuge so wichtig, damit die Potenziale überhaupt genutzt und ausgeschöpft werden können.

Neben der Rolle digitaler Medien für das Lebenslange Lernen und die Kompetenzentwicklung Pflegender nehmen diese auch immer mehr Einfluss auf das berufliche Handeln. Auch vor dem Pflegeberuf und vor sämtlichen Berufen des Gesundheitswesens hat die Digitalisierung keinen Halt gemacht: Tablets für die Erfassung der elektronischen Pflegeprozessdokumentation und den anderen Leistungsnachweisen gehören in einigen Kliniken schon zum Alltag. Auch in den Notfallaufnahmen gibt es vermehrt digitale Patientenleit- und Trackingsysteme. In den Operationssälen müssen Da Vinci-Roboter bedient werden und auch in der ambulanten Altenpflege werden die Pflegeeinsätze in einigen Einrichtungen mittlerweile mit speziellen Apps erfasst. Die Digitalisierung revolutioniert die Gesundheitsversorgung, erhöht die Patientensicherheit und verändert auch die Arbeitsprozesse (Fiebig und Hunstein 2018; Schmucker et al. 2018).

Daum (2017) ermittelte in seiner Studie drei gegenwärtige und zukünftige Trends der Digitalisierung und Technisierung in der Pflege in Deutschland.

Informations- und Kommunikationstechnologien – hierzu zählen die digitalen Technologien für die Planung und Dokumentation in sog. Elektronischen Patientenakten (ePA). Ebenso gibt es Software für die IT-gestützte Personaleinsatzplanung bzw. das Dienstplanprogramm sowie die digitale Tourenplanung in Einrichtungen der ambulanten Pflege. Zu der ersten Kategorie zählen auch die heutzutage orts- und zeitunabhängigen digitalen Kommunikationsmöglichkeiten, mit denen Televisiten oder auch ein weltweiter Erfahrungsaustausch von Berufsangehörigen umsetzbar geworden ist.

Intelligente und vernetzte Robotik ist in der zweiten Kategorie verankert. Diese kann in fünf Einsatzbereiche unterteilt werden: Service- bzw. Transportrobotik, pflegenahe Robotik, Emotionsrobotik, Rehabilitationsrobotik und Haushaltsrobotik. Zu betonen ist, dass die Robotertechnologie noch lange nicht in der Lage sein wird, Pflegetätigkeiten am Menschen autonom auszuführen. Der Mehrwert digitaler Technologien liegt u. a. in der Entlastung und Unterstützung (cbd. 2017, S. 23).

Hilfs- und Monitoringsysteme werden dem dritten Einsatzfeld digitaler Technologien im Pflegebereich zugeordnet. Hierzu zählen u. a. Techniken für die Überwachung physiologischer Vitalparameter z. B. mithilfe sogenannter Wearables, Sturzsensoren oder auch Personenortungssysteme insbesondere für demenzkranke Patienten.

Viele dieser Technologien sind bereits in einigen Einrichtungen im Einsatz, auch wenn Deutschland in einigen Bereichen, wie der ePA, auf dem letzten Platz rangiert (ebd. S. 17).

Es wird deutlich, dass digitale Medien auch den Pflegeberuf bzw. die pflegerischen Handlungen verändern, diese fokussieren oder steuern (Höhmann und Schwarz 2017, S. 155).

Es ist wichtig bereits in der Pflegeausbildung die entsprechenden Medienkompetenzen aufzubauen, um die Teilnehmer für die bereits bestehenden und zukünftigen Herausforderungen im Pflegeberuf zu befähigen. Die Rede ist u. a. vom Aufbau einer „Digital Health Literacy", die neben allgemeinen informationstechnologischen Grundlagen den kompetenten Umgang mit den Technologien und die Berücksichtigung digitaler Ethik- Komponenten beinhaltet. Auch für die Rolle eines sog. „Technikvermittlers" müssen entsprechende Kompetenzen entwickelt werden (Daum 2017, S. 41).

Für die Kompetenzentwicklung in der Ausbildung muss der Fokus nun auf Arbeitsprozesse in Verbindung mit den digitalen Technologien gelegt werden. Es gilt entsprechende Lernsituationen zu identifizieren und z. B. in Rollenspielen oder Fallbasiertem Lernen zu integrieren.

Umso erstaunlicher ist es, dass das Thema „Digitalisierung" bisher in der schulischen Ausbildung der Pflege kaum bzw. nur in einem geringen Maße in den Fokus genommen wurde. Sogar in der neuen Ausbildungs- und Prüfungsverordnung finden bei der Auflistung der geforderten Kompetenzen zur Pflegefachfrau und Pflegefachmann lediglich die digitalen Pflegedokumentationssysteme Erwähnung (PflAprV 2018, S. 1592).

Erfreulicherweise haben die Mitglieder der Fachkommission (August 2019) in den Rahmenplänen nach § 53 PflBG digitale Kompetenzen und Lernsituationen mit digitalen Medien berücksichtigt. Das war ein zeitgerechtes Handeln, da am 19.12.2019 das Digitale Versorgungs-Gesetz in Kraft getreten ist. Ein verpflichtendes digitales Netzwerk mit Anschluss an die Telematik-Infrastruktur (TI) soll die Nutzung digitaler Angebote, wie z. B. die elektronische Patientenakte, flächendeckend ermöglichen. Die Verwendung von Gesundheits-Apps und die Möglichkeit von Online- Beratung und -Sprechstunden wird gefördert und ausgebaut. Zudem soll ein Fond digitale Innovationen beschleunigen. Anfang 2020 folgten die Digitale-Gesundheitsanwendungen-Verordnung (DiGAV), die GKV-Versicherte einen Anspruch auf Versorgung mit digitalen Gesundheitsanwendungen gewähren soll, sowie das Patientendaten-Schutzgesetz (PDSG), das die Gewährleistung des Schutzes der Patientendaten regelt.

In den Rahmenplänen der Fachkommission (2019) wird z. B. vermerkt, dass zum Ausbildungsstart bei der Reflexion der Lernbiografie der Auszubildenden ebenso digitale Kompetenzen betrachtet werden müssen (2019, S. 38). Auch wird die Wichtigkeit der Nutzung moderner Informations- und Kommunikationstechnologien für das Lebenslange Lernen betont (S. 36). Für

Ausarbeitungen sollen bei der Wissensrecherche, Wissenserschließung und Wissenserweiterung digitale Informations- und Kommunikationstechnologien genutzt werden (u. a., S. 91 ff.). In den pflegeprozessbezogenen Kompetenzen, den Kontextbedingungen bzw. in den Lernsituationen ist die Anwendung digitaler Technologie und Tools integriert worden, so z. B. die Nutzung digitaler Dokumentationssysteme, die digitalen Hilfsmittel zur Unterstützung, beispielsweise bei der Bewegungsförderung, digitale Messgeräte, digitale Begleiter, die Kenntnis über digitale Netzwerke, digitale Notfall -Informationssysteme und Notrufsysteme, digitale Frühwarnsysteme, die Anwendung von Gesundheits-Apps und Telecare für die Gesundheitsförderung und die Prävention sowie das Telenursing und die Telemedizin. Auch wird eine Medienbildung und die Vermittlung medienkritischer Kompetenzen gefordert, da u. a. Auszubildende digitale Hilfsmittel situativ anwenden und die digitalen Angebote auch kritisch reflektieren können sollen (u. a., S. 63). Ebenso sollen sie für Informationsbedarfe für die Entscheidungsfindung bei technischen und digitalen Assistenzsystemen befähigt werden und das Nutzungsverhalten von Kindern und Jugendlichen im Umgang mit digitalen Medien beobachten, „nachvollziehen, mögliche gesundheitsschädliche Momente von normalen, unschädlichen Formen differenzieren und hilfreiche sowie kontraproduktive Interventionen abwägen" (S. 280).

Neben den Grundkenntnissen zur Anwendung und Bedienung von digitalen Technologien und Tools und einem grundsätzlichen Aufbau der Medienkompetenz sind Kompetenzen für die Beratung und Anleitung im Umgang mit digitalen Medien erforderlich. Kenntnisse zur digitalen Kommunikation, zum Datenschutz, zur digitalen Ethik und zu spezifischen rechtlichen Aspekte müssen ebenfalls erworben werden (Pornak et al. 2020).

Es wird deutlich, dass Pflegekräfte ihre berufliche Handlungskompetenz um weitreichende digitale Kompetenzen erweitern müssen. Die Vermittlung dieser in Aus-, Fort- und Weiterbildung ist zwingend erforderlich.

> **Fazit**
>
> Da digitale Medien in nahezu allen Lebensbereichen Einzug gehalten sowie diese auch transformiert haben, und Bildungsinstitutionen für eine Teilhabe an der Informations- und Wissensgesellschaft sowie für die Qualifikationsanforderungen der Arbeitswelt befähigen sollen, ist der Aufbau einer entsprechenden Medienkompetenz unerlässlich.
>
> Komponenten der Medienpädagogik sind das Lernen und Lehren mit Medien die Medienerziehung und die Medienbildung.
>
> Jugendliche bzw. Angehörige der Net Generation haben zwar einen unbedarften Umgang mit Medien, können jedoch nicht als medienkompetent bezeichnet werden. Handlungsbedarf ist in allen Bildungsbereichen gegeben, auch in der Aus-, Fort- und Weiterbildung der Pflege, da der digitale Wandel vor keinem Beruf Halt gemacht hat.
>
> Es gilt die Auszubildenden für die Herausforderung der Zukunft zu befähigen, für das lebenslange selbstgesteuerte Lernen und für die neuen Kontextbedingungen der Pflege, in denen vermehrt digitale Technologien eine Rolle spielen. Mit den Rahmenplänen zum Pflegeberufereformgesetz sind genaue Vorgaben für die Integration digitaler Medien in den Ausbildungsprozess normiert. ◀

Literatur

Ammenwerth, E., & Kreyer, C. (2018). Digitale Lernwelten in der Pflege. In K. Sahmel (Hrsg.), *Hochschuldidaktik der Pflege und Gesundheitsberufe* (S. 155–168). Berlin: Springer.

Arnold, P., Kilian, L., Thillosen, A., & Zimmer, G. (2018). *Handbuch E-Learning. Lehren und Lernen mit digitalen Medien* (5. Aufl.). Bielefeld: Bertelsmann.

Ausbildungs- und Prüfungsverordnung für die Pflegeberufe (PflAPrV). (2018). https://www.bgbl.de/xaver/bgbl/start.xav?startbk=Bundesanzeiger_BGBl&jumpTo=bgbl118s1572.pdf#__bgbl__%2F%2F*%5B%40attr_id%3D%27bgbl118s1572.pdf%27%5D__1583686317372. Zugegriffen: 8. März 2020.

Baacke, D. (1996). Medienkompetenz – Begrifflichkeit und sozialer Wandel. In A. von Rein (Hrsg.), *Medienkompetenz als Schlüsselbegriff* (S. 112–124). Klinkhardt: Bad Heilbronn.

Baacke, D. (1997). *Medienpädagogik*. Tübingen: Niemeyer.

Benner, P. (2012). *Stufen zur Pflegekompetenz. From Novice to Expert* (2. Aufl.). Bern: Huber.

Blum, P., & Dübner, M. (2012). Betriebliche Bildung 3.0 – Wie sieht sie aus – was muss sie leisten? *eLearning Journal, 14*(2012), 42–47.

Buchem, I. (2013). Diversität und Splatung. Digitale Medien in der Gesellschaft. *L3T Lehrbuch für Lernen und Lehren mit Technologien.* http://l3t.eu/homepage/das-buch/ebook-2013/kapitel/o/id/155/name/diversitaet-und-spaltung. Zugegriffen: 22. Febr. 2020.

Daum, Mario (2017). Digitalisierung und Technisierung der Pflege in Deutschland. https://www.daastiftung.de/fileadmin/user_upload/digitalisierung_und_technisierung_der_pflege_2.pdf. Zugegriffen: 3. März 2020.

Dehnbostel, P. (2010). *Betriebliche Bildungsarbeit. Kompetenzbasierte Aus- und Weiterbildung im Betreib.* Baltmannsweiler: Schneider.

Dittler, U. (2017). *E-Learning.* Berlin: de Gruyter.

Eickelmann, B., Bos, W., Gerick, J., Goldhammer, F., Schaumburg, H., Schwippert, K., Senkbeil, M., & Vahrenhold, J. (2018). ICILS 2018. Deutschland. Münster: Waxmann. https://kw.uni-paderborn.de/fileadmin/fakultaet/Institute/erziehungswissenschaft/Schulpaedagogik/ICILS_2018__Deutschland_Berichtsband.pdf. Zugegriffen: 22. Febr. 2020.

Eickelmann, Birgit, & Gerick, Julia. (2018). Lehren und Lernen mit digitalen Medien – Zielsetzungen, Rahmenbedingungen und Implikationen für die Schulentwicklung. *Schulmanagement – Handbuch 164* (S. 54–81). München: Lehren und Lernen mit digitalen Medien.

Enquete- Kommission (2013). Sechster Zwischenbericht der Enquete- Kommission „Internet und digitale Gesellschaft". Bildung und Forschung. http://dipbt.bundestag.de/dip21/btd/17/120/1712029.pdf. Zugegriffen: 20. Okt. 2019.

Erpenbeck, J., & Sauter, W. (2007). *Kompetenzentwicklung im Netz. New Blended Learning mit Web 2.0.* Köln: Luchterhand.

Fachkommission (2019). Rahmenpläne der Fachkommission nach §53 PflBG. https://www.bibb.de/dokumente/pdf/geschst_pflgb_rahmenplaene-der-fachkommission.pdf. Zugegriffen: 8. März 2020.

Fiebig, M., & Hunstein, D. (2018). Digitale Dokumentation: Denkt künftig der Computer für mich? Pflegezeitschrift 4/2018.

Giesecke, M. (2002). *Von den Mythen der Buchkultur zu den Visionen der Informationsgesellschaft*. Frankfurt: Suhrkamp.

Höhmann, U., & Schwarz, L. (2017). Kompetenzanforderungen an pflegerische Führungskräfte in technikbezogenen Innovationsprozessen. In M. Pfannstiel, S. Krammer, & W. Swoboda (Hrsg.), *Digitale Transformation von Dienstleistungen im Gesundheitswesen III* (S. 151–172). Wiesbaden: Springer Gambler.

Kamin, A., & Meister, D. (2017). Digital unterstütztes Lernen in Pflegeberufen unter entgrenzten Bedingungen- ein gestaltungs- und entwicklungsorientiertes Forschungsprojekt. In K. Mayrberger, J. Fromme, P. Grell, & T. Hug (Hrsg.), *Jahrbuch Medienpädagogik 17* (S. 213–230). Wiesbaden: Springer VS.

Kerres, M. (2018). *Mediendidaktik. Konzeption und Entwicklung digitaler Lernangebote* (5. Aufl.). Berlin: de Gruyter.

Krommer, A. (2019). Paradigmen und palliative Didaktik. In A. Krommer, M. Lindner, D. Mihajlovic, J. Muuß-Merholz, & P. Wampfler (Hrsg.), *Routenplaner # Digitale Bildung*. Hamburg: Verlag ZLL21 e. V.

Medienpädagogischer Forschungsverbund Südwest (MPFS) (2018). JIM- Studie 2018. https://www.mpfs.de/fileadmin/files/Studien/JIM/2018/Studie/JIM2018_Gesamt.pdf. Zugegriffen: 22. Febr. 2020.

Mihajlovic, D. (2019). Kommunikation, Kollaboration, Kreativität und kritisches Denken. In A. Krommer, M. Lindner, D. Mihajlovic, J. Muuß-Merholz, & P. Wampfler (Hrsg.), *Routenplaner # Digitale Bildung* (S. 171–184). Hamburg: Verlag ZLL21 e. V.

Moser, H. (2019). *Einführung in die Medienpädagogik. Aufwachsen im digitalen Zeitalter.* (6. Aufl.). Wiesbaden: Springer VS.

Pornak, S., Gaede, H., & Lehr, B. (2020). Digitalisierung und Demenz. *Heilberufe, 03*(2020), 30–32.

Rosa, L. (2019). Lernen im digitalen Zeitalter. In A. Krommer, M. Lindner, D. Mihajlovic, J. Muuß-Merholz, & P. Wampfler (Hrsg.), *Routenplaner # Digitale Bildung* (S. 103–122). Hamburg: Verlag ZLL21 e. V.

Schmucker, M., Bach, T., Gläss, S., Fahrner, H., & Heinemann, F. (2018). Im Dienste des Patienten: die digitale Klinik. Pflegezeitschrift 4/2018.

Schoch, V., & Pangerl, A. (2018). Digitalisierung im Krankenhaus: E-Learning auf dem Vormarsch. *das Krankenhaus, 10*(2018), 916–920.

Schulmeister, R. (2012). Vom Mythos der Digital Natives und der Net Generation. http://www.bibb.de/veroeffentlichungen/de/publication/download/id/6871. Zugegriffen: 28. Aug. 2018.

Süss, D., Lampert, C., & Trültzsch-Wijnen, C. (2018). *Medienpädagogik. Ein Studienbuch zur Einführung.* Leipzig: Springer VS.Tapscott, D. (2008). *Grown up digital: How the net generation is changing your world.* New York: McGraw-Hill.

Tulodziecki, G., Herzig, B., & Grafe, S. (2019). *Medienbildung in Schule und Unterricht* (2. Aufl.). Bad Heilbrunn: UTB.

Weinreich, C. (2015). Fachinterne und Fachexterne Textsorten in der Medizin. In A. Busch & Th Spronz-Fogasy (Hrsg.), *Handbuch Sprache in der Medizin* (S. 389–402). Berlin: de Gruyter.

Zorn, I. (2011). Medienkompetenz und Medienbildung mit Fokus auf Digitale Medien. In H. Moser, P. Grell, & H. Niesyto (Hrsg.), *Medienbildung und Medienkompetenz* (S. 175–209). München: Springer.

In diesem Kapitel werden die vielfältigen Formen des E-learnings und die zahlreichen digitalen Medien vorgestellt, die für das Lehren und Lernen mit Medien eine Rolle spielen. Außerdem werden die Potenziale digitaler Medien für das Lernen und die Kompetenzentwicklung aufgezeigt.

Bereits im Jahre 2009 bildete sich ein Zusammenschluss mehrerer medienpädagogischer Trägerorganisationen, die ein Medienpädagogisches Manifest verfassten und die Initiative „Keine Bildung ohne Medien" ins Leben gerufen haben.

Mit dieser Initiative soll eine breitenwirksame, systematische und nachhaltige Verankerung von Medienpädagogik in allen Bildungsbereichen der Gesellschaft gefördert werden.

Das Bildungssystem soll entscheidend zur gesellschaftlichen Teilhabe beitragen und hier kann daher nicht mehr darüber diskutiert werden, *ob* digitale Medien in Bildungskontexten Einzug halten sollten. Wenn zwei verschiedene Medien zur Erreichung des gleichen Lernzieles zur Verfügung stehen, so sollte heutzutage zum Aufbau der Medienkompetenz das digitale Medium vorgezogen werden (Eickelmann und Gerick 2018, S. 61).

Sehr prägnant ist hierzu auch die Aussage von Professor Andreas Schleicher, Direktor für Bildung und Kompetenzen der OECD: „Technology must play a central role if we want to provide teachers with learning environments that support 21st-century methods of teaching and, most importantly, if we want to provide children with the 21st-century skills they need to succeed" (Schleicher 2018, p. 28) (Siehe Abb. 3.1).

3.1 Die vielfältigen Formen des E-learnings und der medienunterstützten Lehr-Lernarrangements

Das MMB-Institut für Medien- und Kompetenzforschung aktualisiert und veröffentlicht seit 2008 eine Grafik unter dem Titel „Vielfalt der digitalen Lernformen". Hierbei unterscheidet die Achse links zwischen individuellem Lernen und kollaborativem Lernen, d. h. Lernen mit anderen Teilnehmern gemeinsam. Die untere Achse unterteilt zwischen formellen und non-formellen Lernen. Formale Angebote sind organisiert und informelles Lernen erfolgt arbeitsbezogen oder selbstbestimmt (Siehe Abb. 3.2).

Da eine Kompetenzentwicklung lebenslang und nicht nur formal erfolgt, sondern auch informell im Arbeitskontext erworben werden kann, gewinnen zwei Kompetenzdimensionen an erheblicher Bedeutung: die Selbstlern- und die Medienkompetenz, die auch als ein Kernbereich der Lernkompetenz gesehen werden kann, da heutzutage viele und aktuelle Informationen über digitale Medien vermittelt werden können.

© Springer-Verlag GmbH Deutschland, ein Teil von Springer Nature 2020
E. Ortmann-Welp, *Digitale Lernangebote in der Pflege*, https://doi.org/10.1007/978-3-662-61674-1_3

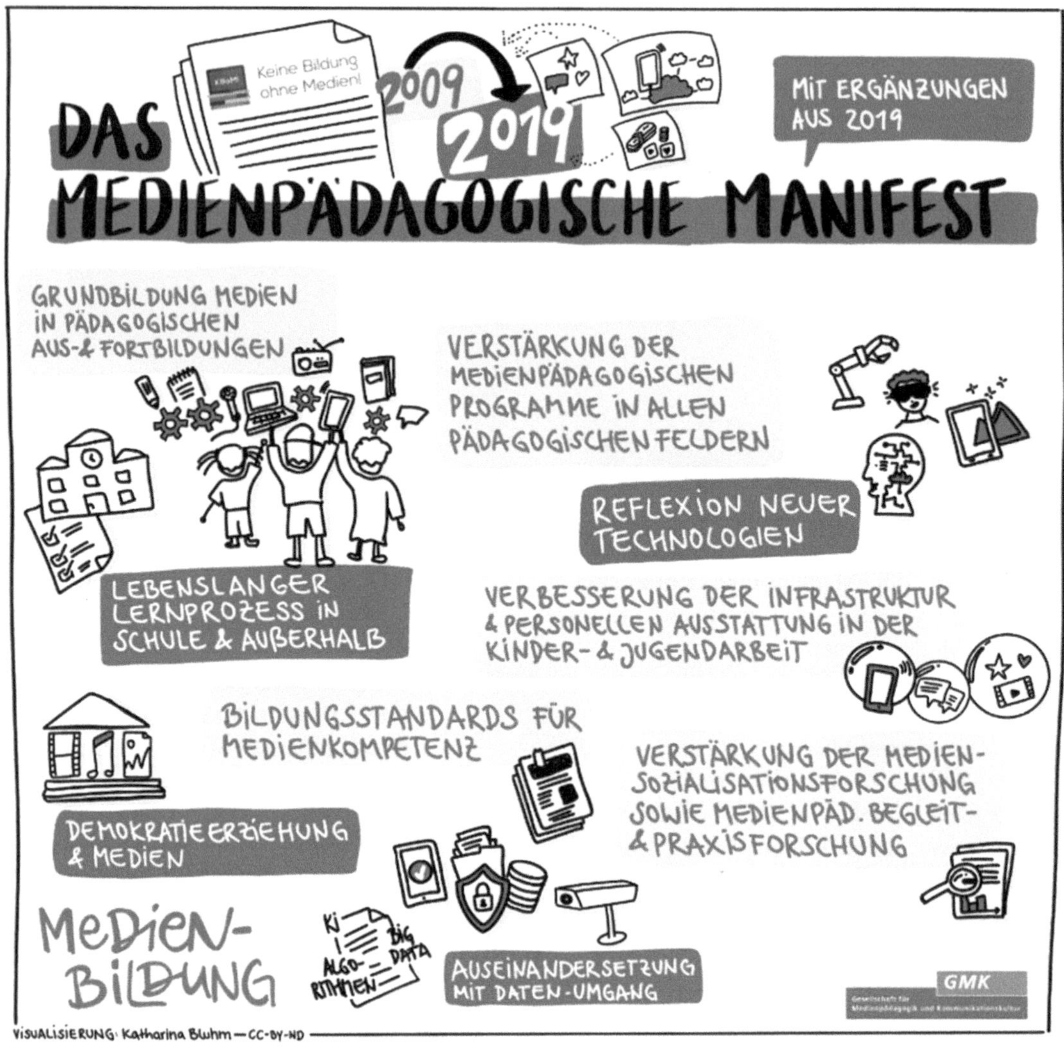

Abb. 3.1 Das Medienpädagogische Manifest (mit freundlicher Genehmigung von Katharina Bluhm)

Lernen ist nicht mehr an formale Kontexte gebunden, sondern kann ubiquitär stattfinden, hier insbesondere erwähnt die Lernformen MOOCs (Massive Open Online Courses) oder die verschiedenen kostenlos zugänglichen Lernfilme. PCs und Notebooks haben ihr Alleinstellungsmerkmal als Zugang zu digitalen Inhalten verloren. Smartphones und Tablet-PCs ermöglichen einen ubiquitären, allgegenwärtigen Zugang zu Wissen, sozialen Netzwerken und ein situatives bzw. kontextbezogenes Lernen (Pastoors 2018, S. 105; Erpenbeck und Sauter 2013, S. 32).

Auf der Ebene der Mikromobilität können Lernende nun überall an jedem Ort lernen. Hierdurch wird ein „Casual Learning", ein beiläufigeres und informelles Lernen möglich, auch in privaten und beruflichen Alltagsroutinen. Für mobiles Lernen speziell konstruiert, das „Microlearning", kurze Lerneinheiten, sogenannte „Learning Nuggets", mit denen beispielsweise Wartezeiten sinnvoll fürs Lernen genutzt werden können.

Auf der Ebene der Makromobilität kann Lernen nun auch den natürlichen Orten angepasst werden, die zum Lernen passen, das kann z. B. ein Museum oder auch der Zoo sein, also realweltliche Exkursionen, aber natürlich auch Arbeitskontexte. Der Begriff Augmented Reality ist daher ebenso mit Mobile Learning assoziiert. Ein realer Standort kann mit spezifischen digitalen Daten angereichert werden und hierzu passende Informationen liefern. Bekannt geworden ist die Layar App, die nach Abfilmung der Umgebung für Zusatzinformationen sorgt (de Witt 2013, S. 15 ff.).

Mobiles Lernen bietet das Potenzial Lern- und Arbeitssituationen stärker als bisher miteinander zu verbinden. Die Lerninhalte und Lernaufgaben können in authentischer Umgebung situiert und auch zur Nutzungssituation adaptiv angeboten werden. Mit mobilen Endgeräten wird ein arbeitsplatzbezogenes Lernen möglich. Informationen oder ad-hoc Problemlösungen können selbstgesteuert abgerufen und genutzt werden. Auch die Social Software -Tools sowie die meisten virtuellen Lernumgebungen bzw. Classrooms haben responsive Designs, d. h. sie sind mittlerweile für die Nutzung auf mobilen Endgeräten angepasst (de Witt 2013, S. 21).

Hellblau sind jene Formen gekennzeichnet, die bereits in der ersten Fassung der Grafik abgebildet waren. Die dunkelblau markierten Lernformen sind seitdem neu dazugekommen.

Diese Abbildung verdeutlicht die stets wachsende Vielfalt und Differenziertheit der Lernformen mit digitalen Medien und veranschaulicht ebenso die historische Entwicklung des Elearnings.

Die erste E-Learning Welle wurde von Computer Based Trainings (CBT) bestimmt. Dank der zunehmenden Verbreitung von Internetzugängen ab dem Jahr 1995 änderte sich der Distributionsweg für die Lernanwendungen. Diese Zeit wurde dann von einer Euphorie und einer überzogenen Erwartung gegenüber dem Lernen mit digitalen Technologien bestimmt. Gerade im beruflichen Fort- und Weiterbildungskontext glaubte man auf Präsenztrainings komplett verzichten und dafür die vermeintlich preiswerteren und

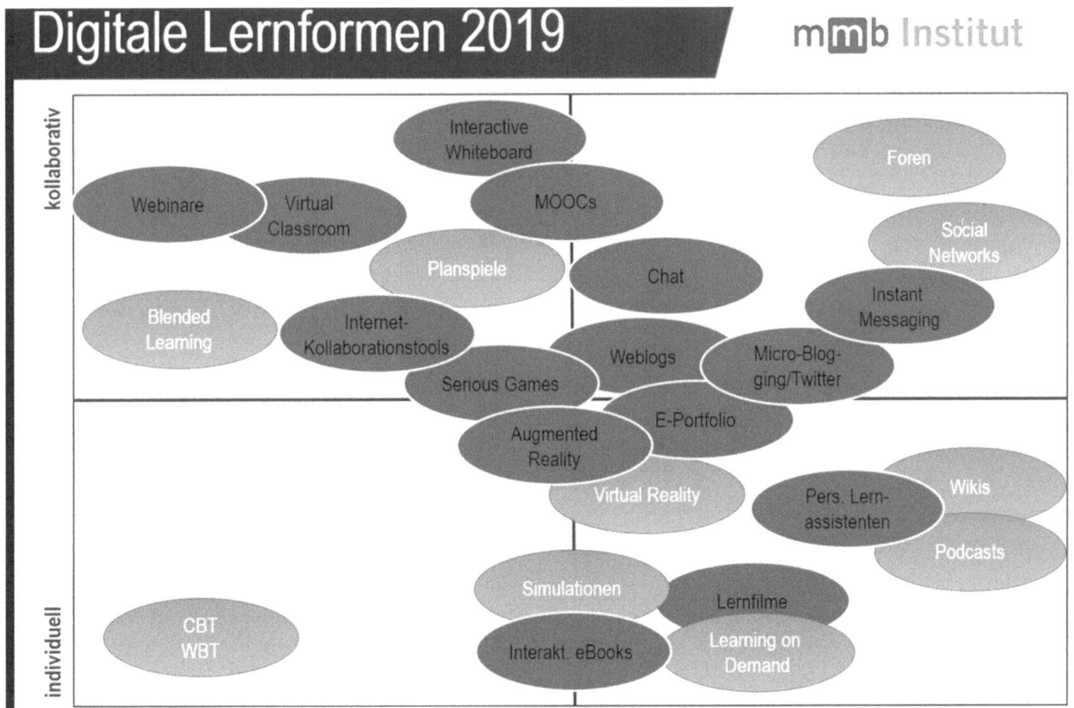

Abb. 3.2 Digitale Lernformen 2019 (mit freundlicher Genehmigung des MMB- Instituts)

effektiven E-Learning-Maßnahmen einsetzen zu können. Es zeigte sich allerdings, dass das behavioristische orientierte individuelle Lernen nach Drill and Practice und ohne eine kompetente Unterstützung zu wenig Lernerfolgen führte. Lernpsychologische und didaktische Überlegungen bei der Entwicklung von E-Learning-Maßnahmen führten dann zunehmend aus dem „Tal der Enttäuschungen" zum „Pfad der Erleuchtung" (Arnold et al. 2018, S. 124).

Kognitivistische Erkenntnisse optimierten die Gestaltung von medialen Angeboten. Damit die Informationen besser verarbeitet werden können und es zu keinem „Cognitive Overload" kommt, sollten Prinzipien, wie z. B. das Multimediaprinzip beachtet werden. So können heutzutage Videos, Virtual Reality und individuell steuerbare 3D- Visualisierungen das Verständnis und die Wissensaufnahme wesentlich fördern.

In der gemäßigt konstruktivistischen Lerntheorie wird das Lernen als ein aktiv-konstruktiver Prozess gesehen, in denen die Lehrenden nichts „eintrichtern", sondern den Lernprozess als Lernbegleiter durch Instruktionen unterstützen können und optimale Lernbedingungen schaffen sollten. Aus diesem Grund ist es auch bei digitalen Lernangeboten so wichtig, dass eine Ansprechperson bei Fragen oder für die Unterstützung zur Verfügung steht. Außerdem ist deswegen auch der „persönliche Lernassistent" entwickelt und in der mmb- Grafik „Vielfalt der digitalen Lernformen" als neue Innovation eingefügt worden. Die als computergenerierte Person unterstützt in Dialogform Lernende bei ihren Lernvorhaben inhaltlich oder administrativ. Hierzu zählen z. B. „Alexa" oder „Siri" als allgemeine persönliche Assistenten oder – wie von der Firma AI Coaching – als Assistent speziell für Lernzwecke. Dennoch ist die Technik lange noch nicht so weit, dass Lehrende durch einen Roboter ersetzt werden können.

Es wurde ebenfalls erkannt, dass Emotionen beim Lernen eine wichtige Rolle einnehmen. So kann Unsicherheit oder Angst beim Umgang mit digitalen Medien zu Lernhemmungen und Frust führen (Wessner 2012, S. 159). Motivation spielt beim Lernen ebenso eine wichtige Rolle. Die Selbstbestimmungstheorie nach Deci und Ryan (2000, p. 70) zeigte auf, dass die Motivation durch die Befriedigung des Bedürfnisses nach Autonomie, nach Kompetenzerleben und nach sozialer Eingebundenheit gesteigert werden kann. Stark fremdbestimmte Vorgaben können daher Lernprozesse hemmen (Faulstich 2013, S. 157).

Ebenso sollte das Lernen praxis- und handlungsorientiert sein, die Aufgaben einen Bezug zur Lebenswelt der Lernenden aufweisen und das Interesse z. B. durch narrative Anker, authentische Problemsituationen, angestoßen werden. Auf diese Weise lässt sich nicht nur Wissen vermitteln, sondern umfassende Kompetenzen aufbauen.

So bieten digitale Medien mit ihren vielfältigen Eigenschaften nicht nur eine Bereicherung für den Aufbau jeglicher Kompetenzdimensionen der Gesundheitsberufe, sondern auch eine Schutzfunktion für die Patienten. Diese müssen nicht mehr wie früher als Demonstrations- und Übungsobjekte zur Verfügung stehen. Außerdem ist aufgrund von seltenen Erkrankungen ebenso nicht immer ein direkter Patientenkontakt durchführbar (Nussbaumer 2008, S. 16 f.; Bremer 2007, S. 9 f.).

Mit Simulationen mit virtuellen Patienten, Serious Games und dem netzgestützten fallbasierten Lernen wird ermöglicht, dass das über Vorlesungen, Bücher etc., erworbene „träge" Fachwissen durch einen realitätsnahen Praxisbezug mit Werten angereichert werden kann und so zum Kompetenzaufbau beiträgt (Erpenbeck 2014, S. 46).

Digitale Medien ermöglichen durch Adaption und Adaptierbarkeit ebenso ein passgenaues, selbstbestimmtes Lernen. Das Lernsystem kann den Wissensstand und auch die Fehler des Lernenden im Lernprozess ermitteln, um ihm dementsprechend angepasste Inhalte im nächsten Lernschritt anzubieten. Eine Individualisierung des Lernprozesses wird auf diese Weise ermöglicht. Auch die Rückmeldungen bzw. das Feedback auf Fragen weisen heutzutage eine Qualität auf, die zu einer weiteren Beschäftigung mit der Thematik anregen. Gerade Feedback (d = 0.73) fördert das Lernen in einem erheblichen Maße (Hattie 2017, S. 131 f.).

Pragmatische Erkenntnisse bereicherten das E-Learning durch den Inquiry-Prozess, einer Anregung einer Neugier- und Fragehaltung. Hierauf basiert das Webquest-Prinzip. Außerdem wurde hier, genau wie in der konstruktivistischen und auch der konnektivistischen Lerntheorie die Wichtigkeit betont, Lernen in soziale Kontexte einzubinden, um so ein Miteinander- und Voneinander-Lernen und einen Wissensaustausch zu ermöglichen (Arnold et al. 2018, S. 134).

Eine Entgrenzung und Vernetzung von Lernformen sowie Lernorten wurde als erstes mit der Technologie des Web 2.0 in noch nie dagewesener Form vereinfacht und ermöglicht. Internetnutzer können dank einer vereinfachten Technik zum einen selbst zum Producer werden und eigene Inhalte mittels einer eigenen Homepage oder einem Blog und somit ihr Wissen ins Internet stellen (User generated Content) – daher auch der Ausdruck „Prosumer". Sie können vom passiven Nutzer (Consumer) zum aktiven Produzenten werden.

Nicht mehr nur das Wissen der Experten wird im Internet dargeboten, sondern die „Weisheit der Masse" landet über Podcasts, Weblogs oder Social Networks im Internet. Zum anderen werden eine Verbreitung des eigenen Wissens und ein Erfahrungsaustausch mithilfe der zeit- und ortsunabhängigen Kommunikationsmedien, auch Social- Software oder Social Media genannt, ermöglicht (Dittler 2017, S. 31).

McLuhans (1995) Zukunftsvision der Welt als „global village" wird zumindest für alle möglich, die über einen Zugang zu den neuen Technologien verfügen. Die Kommunikation kann mit den weltweit verstreuten Nutzern synchron, d. h. zeitgleich, z. B. über textbasierte Chats oder multimedial mit Instant Messaging Systemen wie WhatsApp, Skype oder synchronen Konferenzsystemen erfolgen, aber auch ein asynchroner, zeitversetzter Austausch ist z. B. über E-Mails oder in Foren möglich. Das Internet ist nicht mehr nur ein Abrufmedium, sondern wird vom Partizipations-

gedanken durchzogen (Braun-Goertz 2012, S. 12 f.).

Gemeinsame Kooperation, Wissensaustausch und –konstruktion kann über Wikis oder Glossare erfolgen. Hierbei handelt es sich um asynchrone und webbasierte Autorensysteme, die von allen Beteiligten konstruiert und verändert werden dürfen. Diese partizipative Wissensspeichertools ermöglichen ein gemeinsam formuliertes Wissen, mit dem sich alle Beteiligten identifizieren können. Die Urheberschaft der Autoren lässt sich allerdings nicht mehr unbedingt zuordnen, sodass die Beteiligung nicht aus Prestigegründen erfolgt, sondern eher aus Gruppenzugehörigkeitsgefühlen, z. B. das Wir-Gefühl im Unternehmen, und wegen des persönlichen Nutzens der dynamischen Informations- und Wissenssammlung.

Beim E-Learning wurde auf diese Weise deutlich, dass der Fokus auf die Qualität des Lehr- und Lernprozesses gelegt und auch das soziale, kollaborative Lernen stärker integriert werden muss (Dittler 2017, S. 25 f.; Sperl und Frenger 2014, S. 15).

Aus diesem Grund ist in der mmb-Grafik auch als Lernform die „Internet-Kollaborationstools", also Cloud-Dienste, in denen Lernende von unterschiedlichen Standorten aus gemeinsam an digitalen Texten, Pinwänden oder Tabellen arbeiten, neu aufgenommen worden.

Es kann auch folgende Unterteilung der Formen medienunterstützter Lehr-Lernszenarien vorgenommen werden:

- Medienunterstützter Präsenzunterricht
- Blended Learning: Verzahnung von Präsenz- und Online-Phasen
- Spezifische Form des Blended- Learnings: Flipped oder Inverted Classroom: Kombination von Medienangeboten, häufig Videos oder Podcasts, und Präsenzunterricht. Die Lernenden schauen sich diese selbstgesteuert und selbstständig in eigenem Tempo an und intensivieren die Lerninhalte dann in der nächsten Präsenzvorlesung durch Fragen und gemeinsamer Diskussion

- Online- Kurs: ein eigenständiges, thematisch abgeschlossenes und didaktisch aufbereitetes Lernangebot, u. a. Online- Seminare, MOOCs
- Online- Community, Lerngemeinschaft: zu unterscheiden zwischen formalen Lerngruppen und der Erfahrungsaustausch in den informellen Kontexten mittels Foren oder anderen Netzwerken mit Sozialen Medien

(Tulodziecki 2019, S. 92 f.; Arnold et al. 2018, S. 149 ff.).

3.2   Potenziale digitaler Medien im Bildungskontext

Für digitale Medien lassen sich folgende Potenziale nennen, die einen Mehrwert für Lernprozesse darstellen und auch zur Kompetenzentwicklung beitragen können:

(u. a. Tulodziecki et al. 2019, S. 121 f.; Kerres 2018).

▸ **Wichtig**
   Digitale Medien ermöglichen und fördern ein flexibles, selbstgesteuertes, orts- und zeitunabhängiges, multicodales, multimodales, multimediales, personalisiertes, authentisches, immersives, adaptives, interaktives, hochaktuelles Lernen.

   Außerdem bieten sie vielfältige Potenziale für das Feedback, für die Arbeit und für die aktive Bearbeitung von zahlreichen Lernobjekten sowie für die Kommunikation und Kollaboration.

- Das *flexible, selbstgesteuerte* Lernen – *orts-, zeit- und raumunabhängig:*
  Wie erwähnt kann heutzutage ubiquitär gelernt werden und ohne eine Zugehörigkeit zu bestimmten Institutionen. Das ist gerade im Hinblick des aufgrund der immer geringeren Halbwertzeit des Wissens notwendig gewordenen Lebenslangen Lernens

sehr vorteilhaft. Wichtig ist, dass in der Aus-, Fort- und Weiterbildung eine Grundsteinlegung erfolgt: die Heranführung an die digitalen Medien; die Befähigung zum Selbstgesteuerten Lernen verbunden mit einer anderen Lernkultur- der positiven Einstellung und Motivation zum Lernen.

- Das *tiefe* Lernen mit *multicodal und multimodal* gestalteten Angeboten:
  Die Multimedialität ermöglicht eine gleichzeitige Darbietung von z. B. Text, Bild, Animation und Ton. Diese Medienkombination kann multimodal aufgenommen werden, d. h. mehrere Sinneskanäle werden gleichzeitig angeregt. Gerade für das Lernen wird diese Eigenschaft als ein großes Potenzial angesehen, da verschiedene Sinneskanäle gleichzeitig angesprochen werden und der Lerninhalt vom Nutzer differenziert abgespeichert werden kann. Außerdem wird die Auseinandersetzung mit den Inhalten intensiviert. Eine Überladung kann aber nach kognitivistischen Erkenntnissen ebenso zu einem Cognitive Overload führen, sodass die Gestaltung nach bestimmten Designprinzipien erfolgen sollte (siehe auch Abschn. 4.2).
- *Personalisiertes* Lernen mit *adaptiven* Angeboten:
  Adaptivität meint die Anpassung der Lernangebote an die Präferenzen des jeweiligen Nutzers. Das Lernsystem kann den Wissensstand und auch die Fehler des Lernenden im Lernprozess ermitteln, um ihm dementsprechend angepasste Inhalte im nächsten Lernschritt anzubieten. Eine Individualisierung des Lernprozesses wird auf diese Weise ermöglicht. Hierzu zählen zum einen ausgefeilte Lernprogramme, zum anderen aber auch die technisch simplere Möglichkeit in digitalen Lernumgebungen mehrere Angebote zu einer Thematik zur Verfügung zu stellen, aus denen sich die Lernenden das aussuchen, was sie mehr anspricht.
  Dieses Potenzial ist in ausgereifter Form auch unter dem Begriff *Learning Analytics* bekannt.

- Lernen mit *Interaktivität:*
Digitale Medien bieten dem Nutzer verschiedene Eingriffs- und Steuerungsmöglichkeiten und damit die Option die Auswahl an dem individuellen Vorwissen und Bedürfnissen anpassen zu können. Eigeninitiative ist möglich, z. B. bei der Steuerung eines Lernspiels auf einer DVD, dem Anklicken der Links eines Textes, den verschiedenen Angeboten einer virtuellen Lernumgebung, bei der Recherche mit Internetsuchmaschinen oder dem Beitritt zu einem sozialen Netzwerk
- *Feedback* zum Lernen:
Wie erwähnt konnte für Feedback laut Hatties Metastudien eine große Effektstärke (d = 0.73) für das Lernen belegt werden (Hattie 2017, S. 131 f.).
Nach einer Unterrichtseinheit werden für die Teilnehmer oft Lernaufgaben zur kognitiven Aktivierung zur Verfügung gestellt. Diese sollen die Lernenden zur vertieften Auseinandersetzung mit dem Lerngegenstand und zur mentalen Selbstständigkeit anregen, um eine erfolgreiche Integration neuer Wissensbestände in bestehendes Wissen zu erreichen. Diese Lernaufgaben können anstatt in Papierform auch mittlerweile ohne Programmierkenntnisse als digitale Lernaufgaben, sog. Learning Apps, dargeboten werden. Vorteile solcher Angebote sind neben dem Einsparen von Kopierkosten, dass die einzelnen Aufgaben sowie die Antwortmöglichkeiten in jeder einzelnen Aufgabe bei jedem Übungsdurchgang neu rotieren und so ein Memory-Effekt vermieden wird und natürlich ebenfalls die methodische Vielfalt (Lückentext, Multiple Choice, Puzzle, Zuordnungen, etc.) (Holzberger und Kunter 2016, S. 43; Ortmann-Welp 2019, S. 81).
Durch diese Interaktionen mit den digitalen Medienangeboten erhalten die Lernenden mittlerweile anspruchsvolle Rückmeldungen des Systems, die bei vorheriger didaktischer Aufbereitung, eine intensive Beschäftigung

mit den gestellten Fragen nach sich ziehen können (Petschenka et al. 2004, S. 12 f.).
Außerdem sind Programme generell geduldig, geben sofort Rückmeldungen, lassen nicht mit sich verhandeln und nehmen nichts persönlich. Lehrer werden in ihrer Kontrollfunktion entlastet und können mehr Energie z. B. in ihre Rolle als Unterstützer individueller Lernprozesse investieren (Muuß-Merholz 2019, S. 40).
- Lernen mit *hochaktuellen* Wissensinhalten:
Ein weiteres Potenzial von digitalen Medien in Lernprozessen, vorrangig von webbasierten Angeboten, ist die hohe Aktualität, also die Möglichkeit die Lerninhalte stets schnell aktualisieren zu können. Voraussetzung hierfür ist der Aufbau einer effektiven Internetrecherchefähigkeit.
- Arbeit und aktive Bearbeitung von *Lernobjekten:*
Dank technischem Fortschritt können immer ausgefeiltere Programme konstruktivistisch orientierte virtuelle Lernwelten und Simulationen anbieten. Auf diese Weise können digitale Medien eine Arbeitsprozessorientierung befördern, in dem sie mithilfe ihrer Eigenschaften und Formen, z. B. als Videos, Fotos, Animationen oder Simulationen die Arbeitsprozesse relativ *authentisch,* komplex und auch ganzheitlich präsentieren. Sie können, didaktisch sinnvoll eingesetzt, die Verzahnung der „Fachsystematik" sowie der Prozessorientierung hilfreich unterstützen (Howe und Knutzen 2013, S. 4 f.).
So bieten digitale Medien mit ihren vielfältigen Eigenschaften nicht nur eine Bereicherung für den Aufbau jeglicher Kompetenzdimensionen der Gesundheitsberufe, sondern auch eine Schutzfunktion für die Patienten. Diese müssen nicht mehr wie früher als Demonstrations- und Übungsobjekte zur Verfügung stehen. Außerdem ist aufgrund von seltenen Erkrankungen ebenso nicht immer ein direkter Patientenkontakt

durchführbar. Mit virtuellen Patienten, Serious Games und dem netzgestützten fallbasierten Lernen wird ermöglicht, dass das über Vorlesungen, Bücher etc., erworbene „träge" Fachwissen durch einen realitätsnahen Praxisbezug mit Werten angereichert werden kann und so zum Kompetenzaufbau beiträgt (Nussbaumer 2008, S. 16 f.; Erpenbeck 2014, S. 46).

- Lernen in *angereicherten (augmented reality)* und *immersiven* Lernumgebungen:
  Ein realer Standort oder ein analoges Buch etc. können mit spezifischen digitalen Daten angereichert werden und hierzu passende Informationen liefern. Bekannt geworden ist z. B. die Layar App, die nach Abfilmung der Umgebung für Zusatzinformationen sorgt, oder in einem Museum die abzufotografierenden QR- Codes, die zu Wissensinhalte zu den Artefakten liefern (de Witt 2013, S. 15).
  Immersive Lernumgebungen ermöglichen das Eintauchen entweder direkt oder mittels eines Avatars in eine simulierte dreidimensionale Welt.

- *Kommunikation und Kollaboration* beim Lernen:
  Digitale Medien ermöglichen ebenso einen unbegrenzten, orts- und zeitunabhängigen Wissens- und Erfahrungsaustausch z. B. mittels eines Forums und die Möglichkeit der Kooperation bzw. Kollaboration mittels Kooperativer Editoren. So ist es möglich, dass Lernende sich an verschiedenen Orten befinden, jedoch trotzdem als Gruppe zeitgleich an einem Dokument bzw. Artefakt arbeiten.
  Auch ein Glossar oder WIKI kann gemeinsam erstellt und dank des mittlerweile responsiven Designs überall als „Learning Nugget" genutzt werden (Ortmann-Welp 2019, S. 52).
  In mehreren wissenschaftlichen Studien konnte belegt werden, dass das kommunikativ-kooperative Lernen mit digitalen Medien bzw. in virtuellen Gruppen in einigen Merkmalen mehr Lernpotenziale bietet als in Präsenzgruppen.

So hat es sich beispielsweise gezeigt, dass in Bezug auf Kommunikation je nach Zweck reichhaltige Medien (in der viele Hinweisreize der Kommunizierenden offensichtlich sind, wie z. B. die Präsenz- Face to Face Kommunikation) nicht immer am geeignetsten sind, denn sie können zu einer Ablenkung von der eigentlichen Aufgabe und zu einer Überkomplizierung der Situation führen (Schwabe 2012, S. 228 f.).

Das Kommunikationsmedium sollte also bezüglich seiner Merkmalsausprägungen passend zu der jeweiligen Kommunikationsaufgabe ausgewählt werden.

Zudem konnten Studien belegen, dass sich die Teilnehmer bei der computervermittelten Kommunikation aufgabenorientierter verhalten, der Partizipationsgrad größer und ausgeglichener ist, weniger Statusunterschiede bestehen und sowohl die Schriftlichkeit als auch die Argumentationsfähigkeit gesteigert wird (u. a. Döring 2010, S. 166; Showers et al. 2015; Wecker und Fischer 2014). Diese Studien werden in den folgenden Kapiteln zum jeweiligen Lernangebot genauer vorgestellt.

Die Voraussetzung für die Entfaltung der Potenziale digitaler Medien ist jedoch, dass diese mediendidaktisch sinnvoll eingesetzt bzw. orchestriert werden und gerade zu Beginn eine professionelle Unterstützung durch Lehrende erfolgt (Weinberger 2018, S. 118 f.).

Im folgenden Kapitel werden daher lerntheoretische und mediendidaktische Grundlagen verdeutlicht.

Fazit

Es stehen vielfältige Formen des Elearnings bzw. der medienunterstützten Lehr- Lernszenarien zur Verfügung. Aufgrund des rasanten Fortschritts in Wissenschaft und Technik erweitern und verändern sich diese Lernangebote stetig. Eine Unterteilung kann in individuellen und kollaborativen, als auch in formellen und informellen Lernformen vorgenommen werden. Eine Differenzierung wird auch nach den Lernorten durchgeführt. Digitale Medien bieten zahlreiche, bisher noch nicht dagewesene Potenziale, die einen Mehrwert für Lernprozesse und die Kompetenzentwicklung darstellen. ◄

Literatur

Arnold, P., Kilian, L., Thillosen, A., & Zimmer, G. (2018). *Handbuch E-Learning. Lehren und Lernen mit digitalen Medien* (5. Aufl.). Bielefeld: Bertelsmann.

Braun-Goertz, Annette. (2012). Weltenwandler – Veränderungen im Zeitalter digitaler Medien – unternehmerische Kommunikation mit High Speed Faktor. In Gerald Lembke & Nadine Soyez (Hrsg.), *Digitale Medien im Unternehmen. Perspektiven des betrieblichen Einsatzes von neuen Medien* (S. 3–24). Heidelberg: Springer Gabler.

Bremer, C. (2007). Qualität in der Lehre durch eLearning – Qualität im eLearning. In auf der Horst C. & Ehlert, H. (Hrsg.), eLearning nach Bologna: Prozesse, Projekte, Perspektiven, Düsseldorf, Grupello. http://publikationen.ub.uni-frankfurt.de/files/32228/Qualit__t_in_der_Lehre_2007.pdf. Zugegriffen: 14. Sept. 2019.

Deci, E. L., & Ryan, R. (2000). Self-Determination Theory and the Facilitation of Intrinsic Motivation, Social Development, and Well-Being. https://selfdeterminationtheory.org/SDT/documents/2000_RyanDeci_SDT.pdf. Zugegriffen: 31. März 2017.

de Witt, C. (2013). Vom E-Learning zum Mobile Learning – wie Smartphones und Tablet PCs Lernen und Arbeit verbinden. In C. de Witt & A. Sieber (Hrsg.), *Mobile Learning. Potenziale, Einsatzszenarien und Perspektiven des Lernens mit mobilen Endgeräten* (S. 13–26). Wiesbaden: Springer.

Dittler, U. (2017). *E-Learning 4.0.* Berlin: De Gruyter.

Döring, N. (2010). Sozialkontakte online: Identitäten, Beziehungen, Gemeinschaften. In W. Schweiger & K. Beck (Hrsg.), *Handbuch Online- Kommunikation* (S. 159–183). Wiesbaden: Verlag.

Eickelmann, B., & Gerick, J. (2018). Lehren und Lernen mit digitalen Medien – Zielsetzungen, Rahmenbedingungen und Implikationen für die Schulentwicklung. *Schulmanagement – Handbuch 164. Lehren und Lernen mit digitalen Medien* (S. 54–81). München: Oldenbourg.

Erpenbeck, J., & Sauter, W. (2013). *So werden wir lernen! Kompetenzentwicklung in einer Welt fühlender Computer, kluger Wolken und sinnsuchender Netze.* Heidelberg: Springer.

Erpenbeck, J. (2014). 4 Brief. In R. Arnold & J. Erpenbeck (Hrsg.), *Wissen ist keine Kompetenz* (S. 30–46). Schneider: Baltmannsweiler.

Faulstich, P. (2013). *Menschliches Lernen Eine kritisch-pragmatische Lerntheorie.* Bielefeld: Transcript.

Hattie, John. (2017). *Lernen sichtbar machen für Lehrpersonen.* Baltmannsweiler: Schneider Verlag Hohengehren.

Holzberger, D., & Kunter, M. (2016). *Unterricht aus der Perspektive der Pädagogischen Psychologie und der empirischen Unterrichtsforschung. Basiswissen Lehrerbildung: Schule und Unterricht Lehren und Lernen.* Bad Langensalza: Beltz.

Howe, F., & Knutzen, S. (2013). Digitale Medien in der gewerblich-technischen Berufsausbildung. Einsatzmöglichkeiten digitaler Medien in Lern- und Arbeitsaufgaben. http://datenreport.bibb.de/media2013/expertise_howe-knutzen.pdf. Zugegriffen: 20. Dez. 2014.

Kerres, M. (2018). *Mediendidaktik. Konzeption und Entwicklung digitaler Lernangebote* (5. Aufl.). Berlin: de Gruyter.

McLuhan, M., & Powers, R. (1995). *The Global Village. Der Weg der Mediengesellschaft in das 21. Jahrhundert.* Paderborn: Junfermann.

Medienpädagogisches Manifest (2019). Keine Bildung ohne Medien. URL: https://www.keine-bildung-ohne-medien.de/wp-content/uploads/2019/09/Medienp%C3%A4dagogischesManifestAddendum2019.pdf. Zugegriffen: 28. März 2020.

MMB- Institut für Medien und Kompetenzforschung (2019). *Digitale Lernformen 2019.* https://www.mmb-institut.de/wp-content/uploads/mmb_Uebersicht_Digitale-Lernformen_2019.jpg. Zugegriffen: 20. März 2020.

Muuß-Merholz, J. (2019). *Digitale Schule. Was heute schon im Unterricht geht.* Hamburg: ZLL21.

Nussbaumer, G. (2008). E-Learning in den Ausbildungen von Gesundheitsberufen. In G. Nussbaumer & C. von Reibnitz (Hrsg.), *Innovatives Lehren und Lernen Konzepte für die Aus- und Weiterbildung von Pflege- und Gesundheitsberufen* (S. 147–162). Bern: Huber.

Ortmann-Welp, Eva. (2019). *Digitale kooperative Medien in Weiterbildungskursen des Pflegeberufs.* Heidelberg: Springer.

Pastoors, Sven. (2018). Lernkompetenz. In Joachim Becker, Helmut Ebert, & Sven Pastoors (Hrsg.), *Praxishandbuch berufliche Schlüsselkompetenzen* (S. 103–111). Berlin: Springer.

Petschenka, A., Ojstersek, N., & Kerres, M. (2004). Lernaufgaben gestalten. Lerner aktivieren mit didaktisch sinnvollen Lernaufgaben. In A. Hohenstein & K. Wilbers (Hrsg.), *Handbuch E- Learning, Kapitel 4.19.* Deutscher Wirtschaftsdienst: Köln.

Schleicher, Andreas. (2018). International trends and perspectives. *Schulmanagement Handbuch 164. Lehren und Lernen mit digitalen Medien* (S. 26–32). München: Oldenbourg.

Schwabe, G. (2012). Medienwahl. In J. Haake, G. Schwabe, & M. Wessner (Hrsg.), *CSCL- Kompendium 2.0* (2. Aufl., S. 225–233). München: Oldenbourg.

Showers, E. Tindall, N., & Davies, T. (2015). Equality of participation online versus face to face: Condensed analysis of the community forum deliberative methods demonstration. SSRN Electronic Journal. https://www.researchgate.net/publication/314407785_Equality_of_Participation_Online_Versus_Face_to_Face_An_Analysis_of_the_Community_Forum_Deliberative_Methods_Demonstration. Zugegriffen: 19. März 2020.

Sperl, A., & Frenger, R. (2014). E-Learning Grundlagen. Szenarien und Instrumente für die Lehre. http://geb.unigiessen.de/geb/volltexte/2014/10813/pdf/SperlFrenger_elearninggrundlagen_2014.pdf. Zugegriffen: 15. März 2018.

Tulodziecki, G., Herzig, B., & Grafe, S. (2019). *Medienbildung in Schule und Unterricht* (2. Aufl.). Bad Heilbrunn: UTB.

Wecker, C., & Fischer, F. (2014). Where is the evidence? A meta-analysis on the role of argumentation for the acquisition of domain-specific knowledge in computer-supported collaborative learning. *Computer & Education, 75,* 218–228.

Weinberger, A. (2018). Orchestrierungsmodelle und –szenarien technologieunterstützten Lernens. In S. Ladel, J. Knopf, & A. Weinberger (Hrsg.), *Digitalisierung und Bildung* (S. 117–140). Wiesbaden: Springer VS.

Wessner, M. (2012). Werkzeuge für Scripted Collaboration. In J. Haake, G. Schwabe, & M. Wessner (Hrsg.), *CSCL- Kompendium 2.0* (2. Aufl., S. 159–162). München: Oldenbourg.

Medienpädagogik befasst sich mit den Möglichkeiten und Grenzen, die Medienkompetenz zu fördern, kinder- und jugendgerechte Medienangebote zu erkennen und Medien produktiv in alle Lebensbereiche zu integrieren. Gleichzeitig ist damit das Ziel verbunden, Menschen zu einem sicheren Umgang mit den Medien zu befähigen, d. h., dass sie lernen, wie sie Risiken vermeiden und wie sie mit Risiken umgehen können (Süss et al. 2018, S. 83).

Medien stellen grundsätzlich Ressourcen und Risiken dar. Medien können als Mittler im Bereich der Kommunikation gesehen werden. Der Begriff Massenmedien betont hierbei die massenhafte Verbreitung eines Mediums in der Gesellschaft (Moser 2019, S. 1 f.).

Nach McLuhan (1970, S. 17) ist Medium alles, was sich zwischen Leib und die Welt schiebt. Da, wie bereits in Kap. 2 beschrieben, die digitalen Medien die Lebensmöglichkeiten und Lebensformen der Menschen stark verändert haben, sind die heutigen Medien nicht nur Mittler, sondern auch Träger von Kultur. Die kulturelle Entwicklung von Gesellschaften wird durch Medien und den vorherrschenden Medientechniken geprägt.

Der Unterschied zwischen analogen und digitalen Medien kann gut am Beispiel der Entwicklung der Fotografie verdeutlicht werden. Angehörige der Generation X werden sich daran noch erinnern können, wie begeistert man von der Polaroid-Kamera gewesen ist. Die Bildinformationen werden hierbei analog auf einem physischen Träger festgehalten. Digital werden die Informationen wiederum elektronisch eingelesen, weiterverarbeitet und ggf. auch mehrfach dupliziert. Die Speicherung erfolgt über universale Codes von Bits und Bytes auf einem elektronischen Speichermedium, das auch andere Medien wie Filme etc. fassen kann. Die Flexibilität und Vernetzbarkeit digitaler Medien bietet noch nie dagewesene Möglichkeiten. Digitale Medien greifen immer stärker in alltägliche Planungs- und Handlungsprozesse ein und beeinflussen auf diese Weise die gesamte Lebenswelt, auch das Lernen (Moser 2019, S. 23 f.).

Die neuen Lernformate seit Web 2.0 bieten ebenso eine vorher noch nicht dagewesene Möglichkeit die Aktivierung und Vernetzung der Lernenden zu fördern. Sie tragen auch zu einem Wandel der Lernkultur bei. Lernen wird selbstbestimmter und sozialer. Es wird emergent und geschieht vermehrt informell (Moskaliuk und Cress 2018, S. 17 f.).

Die Zahl der Jugendlichen, die diese Potenziale digitaler Medien komplett ausnutzt, ist jedoch, wie bereits erwähnt, äußerst gering. Reinmann (2010, S. 86) gibt zu bedenken, dass nicht erwartet werden kann, „[…] dass ein emanzipatorischer Ruck durch die Lernenden geht, sobald sie ein von Fremdbestimmung freies Web 2.0 zur Verfügung haben". Lernende

© Springer-Verlag GmbH Deutschland, ein Teil von Springer Nature 2020
E. Ortmann-Welp, *Digitale Lernangebote in der Pflege,* https://doi.org/10.1007/978-3-662-61674-1_4

sind noch immer eine starke externe Steuerung gewöhnt. Daher ist es spätestens in der beruflichen Erstausbildung notwendig, dass ein Wandel erfolgt, an digitale Medien herangeführt wird und entsprechende Kompetenzen zur Ausschöpfung dieser Potenziale vermittelt werden (Eickelmann und Gerick 2018, S. 61 f.).

Eine wachsende Selbstbestimmung beim Lernen muss ermöglicht werden. Hier ist es die Kunst als Lehrende das gute Mittelmaß an Unterstützung zu finden: Nicht zu viel fremdbestimmte Vorgabe, um die Motivation der Lernenden nicht zu reduzieren, aber auch kein Alleinlassen, da es sonst ebenso zu Frust und Motivationsverlust aufgrund von Überforderung kommen kann.

In diesem Kapitel werden daher medienpädagogische Grundlagen, lerntheoretische Positionen beim Einsatz digitaler Medien und mediendidaktische Erkenntnisse vermittelt.

> Das Grundlegende beim Lehren und Lernen mit digitalen Medien ist, dass Lernenden eine wachsende Selbstbestimmung beim Lernen ermöglicht werden muss. Die Lehrenden müssen mehr Aktivität gewähren und als Unterstützer wirken. Hier ist es die Kunst das gute Mittelmaß an Unterstützung zu finden.

4.1 Grundhaltungen der Medienpädagogik

Es lassen sich in der Geschichte der Medienpädagogik unterschiedliche Ansätze unterscheiden, die in ihren Extremen entweder nur die Ressourcen oder lediglich die Risiken der Medien in den Fokus nehmen.

Bewahrpädagogische Konzepte möchten Menschen, insbesondere Kinder und Jugendliche, vor schädlichen Einflüssen der Medien bewahren. Neue Medien wurden zu jeder Zeit von einigen Wissenschaftlern kritisch gesehen.

So schrieb Rousseau in seinem Erziehungsroman „Émile" im Jahre 1762 über Bücher: „Wie ich alle Pflichten von den Kindern fernhalte, so nehme ich ihnen die Werkzeuge ihres größten Unglücks: die Bücher. Die Lektüre ist die Geißel der Kindheit […]" (Rousseau 2003, S. 100).

Als Literatur industriell gefertigt wurde, kam Kritik auf gegen die „Schundliteratur". Später wurde auch der Comic als fragwürdiger Zeitvertreib und als Gefahr für die Jugend kritisiert.

Neil Postman (2009, S. 39 f.) machte u. a. das Fernsehen für das „Verschwinden der Kindheit" verantwortlich. Und natürlich werden auch digitale Medien kritisiert. Erwähnt sei hierbei Spitzers (2012, S. 293) Behauptung die heutigen Medien führen zu einer digitalen Demenz.

Laissez-faire ist auch beim Umgang mit (digitalen) Medien keine pädagogisch sinnvolle Haltung. Das muss aber nicht bedeuten, dass Medien prinzipiell schaden, oder dass man grundsätzlich vor diesen bewahren muss.

Initiativen des Jugendmedienschutzes, aber auch die Förderung von kinder- und jugendgerechten Medienangeboten können den bewahrpädagogischen Konzepten zugeordnet werden (Süss et al. 2018, S. 84 f.).

Nach Moser (2019, S. 69 f.) sollte Medienkritik „aber vor allem auf Reflexionsanstöße setzen und erst in letzter Hinsicht auf Kontrolle und Verbote. Denn in einem Zeitalter, in dem es kaum mehr medienlose Räume gibt und die Mediensphäre die gesamte gesellschaftliche Wirklichkeit durchdringt, sind solche medienpädagogischen Mittel kaum noch durchzusetzen. Wichtig ist vielmehr die selbstständige Reflexion der Heranwachsenden auf die digitalen Medienwelten, in denen sie leben. Sie müssen es lernen, in ihrem Medienalltag immer mitzureflektieren, was sie tun und mit welchen Folgen dies verbunden ist".

Das andere Extrem eines medienpädagogischen Ansatzes ist der naive technische Optimismus, der die Chancen der virtuellen Welt überhöht und dazu neigt, die Probleme auszublenden (Kerres 2018, S. 131).

Medien stellen für das Aufwachsen in der digitalen Gesellschaft wesentliche Ressourcen bereit. Menschen müssen allerdings lernen, kompetent mit Medien umzugehen, wenn sie den Anschluss an den digitalen Alltag nicht verlieren wollen, da immer mehr alltägliche Aktivitäten ins Netz verlegt werden.

So nehmen die in der mittleren Position gelegenen medienpädagogischen Konzepte eine eher pragmatische Position ein. Reparierpädagogische Konzepte möchten durch geeignete Maßnahmen negative Langzeitfolgen eindämmen. Aufklärende Konzepte setzen darauf den Kindern bzw. Mediennutzern möglichst viel Wissen über die Funktionsweisen der Medien zu vermitteln. Bei den alltagsorientierten, reflexiven Konzepten geht es um das bewusste Nachdenken über besonders positive oder besonders negative Medienerfahrungen im Alltag.

Bei den handlungsorientierten, partizipatorischen Konzepten werden Kinder dazu angehalten, selbst Medien herzustellen und sie zur Vermittlung eigener Botschaften aktiv zu nutzen. Sie sollen dadurch die Handhabung der Medien lernen und versetzen sich in die Rolle von Medienproduzenten. Hierbei kommt es zu einem Perspektivenwechsel vom passiven Konsumenten zum aktiven Produzenten, was auch ermöglicht, die Spannung zwischen beabsichtigten und erzielten Wirkungen von Medienbotschaften zu reflektieren. Die Möglichkeiten und Grenzen der Medien werden auf diese Weise bewusst und erfahrbar gemacht (Süss et al. 2018, S. 84).

Diese Ansätze müssen situations- und individuumsspezifisch angepasst und mit mediendidaktischen Erkenntnissen verbunden werden.

Auch wenn die Digitalisierung unsere Kultur verändert, so ist es nicht die Technik, die Bildung verändert. Es sind Menschen, die Bildung verändern, die die Notwendigkeit von Medienbildung erkennen und die die Potenziale digitaler Medien für Bildungsprozesse nutzen. „Nur wenn Digitalisierung als Chance begriffen wird,

Lernen anders zu gestalten, kann diese Wirkung in der Bildung entfalten" (Kerres 2018, S. 146).

4.2   Lerntheoretische Positionen beim Einsatz digitaler Medien

Der didaktische Einsatz von Medien basiert in der Regel auf lerntheoretischen Grundlagen. Es folgen daher lerntheoretische Überlegungen und der aktuelle Forschungsstand zur Lernwirksamkeit des digitalen Lernens.

Lernen wird bei einer Verhaltensänderung oder einer Wissenskonstruktion sichtbar. Unter Lernen versteht man „die relativ stabile Veränderung des Verhaltens eines Lebewesens in Abhängigkeit von seiner Erfahrung" und „Lernen heißt auch die bestehende Wissensbasis so zu verändern, dass auf dieser Basis eine bessere Anpassung an die Erfordernisse der Umgebung ermöglicht wird" (Stern et al. 2016, S. 106 und S. 111).

Lernen ist zudem nicht an formelle Bildungssituationen gebunden, sondern findet auch informell statt. Es wird auch dann ausgelöst, wenn es z. B. neue Herausforderungen im Prozess der Arbeit zu lösen gibt, für die ein Mitarbeiter Wissen, Qualifikation und Kompetenzen aufbauen muss. Da das Wissen heutzutage sehr schnell veraltet, ist eine stetige Wissensaktualisierung und Kompetenzentwicklung im informellen Kontext, z. B. mithilfe des Internets notwendig geworden (Sauter 2015, S. 12).

Behavioristische Ansätze orientieren sich am äußerlich erkennbaren Verhalten und interpretieren erkennbare Verhaltensänderungen als Lernprozess. Dieser Auffassung liegt ein Stimulus-Response-Modell zugrunde, das die Voraussetzungen aufseiten des Individuums sowie individuelle Verarbeitungsprozesse ausklammert, da diese als Black Box nicht beeinflussbar scheint.

Die behavioristische Auffassung war vor allem in den 1960er Jahren in der Psychologie vorherrschend. Ihr bekanntester Vertreter ist Skinner, der das Konzept der operanten

Konditionierung entwickelte. Dieser Ansatz basiert auf dem Grundprinzip der Verstärkung, d. h., dass die Wahrscheinlichkeit, dass ein erwünschtes Verhalten auftritt, dadurch erhöht werden kann, indem das erwünschte Verhalten belohnt bzw. verstärkt wird.

Hier zeigen auch lern- und arbeitsorganisationspsychologische Erkenntnisse, dass insbesondere Lob und Anerkennung motivierend und leistungsfördernd wirken. So zeigte auch Herzberg (1966) auf, dass ein Leistungs- und Erfolgserlebnis sowie die Anerkennung als Motivatoren wirken, die zu extremer Arbeitszufriedenheit führen können.

Diese Intention der Verstärkung mittels eines Feedbacks und einer Rückmeldung findet sich auch heute noch in verschiedenen computerbasierten Lernprogrammen wieder, die häufig auch als „Drill & Practice"-Angebote bezeichnet werden und vor allem auf die Vermittlung von Faktenwissen abzielen.

Die Anwendung des Behaviorismus auf technische Medien wird auch als „Programmierte Instruktion" bezeichnet. Eine lange Zeit war es das vorrangige Modell für die Konzeption von computerunterstützten Lehr und Lernmedien. Heutzutage werden die „Drill and Practice- Programme" für die Vermittlung relativ abstrakten Faktenwissens („know what") verwendet. Hierzu gehören beispielsweise Mathematik- oder Vokabeltrainer, in denen der Lernstoff in kleinere Lernsequenzen aufgeteilt ist. Im Gesundheitsbereich können auf diese Weise z. B. sehr gut anatomische Kenntnisse eingeübt werden. Nach jeder Lernsequenz erfolgen beispielsweise Testfragen, auf die nach der Kontrolle eine Rückmeldung erfolgt. Durch Verstärkung und Weiterführung im Lernstoff wird der Lernende belohnt, während bei einer falschen Antwort es immer wieder zu Wiederholungen kommt, bis die richtige Antwort erfolgt.

Die didaktische Gestaltung dieser Übungen sieht zuerst die Präsentation der Aufgabe vor, danach die Kontrolle und darauf die entsprechende Rückmeldung, die von der Qualität unterschiedlich sein kann. Wenn diese nicht nur ein Feedback über „Richtig" oder „Falsch" enthält, sondern noch zusätzliche Informationen anzeigt, die den Lerninhalt vertiefen, so ist der Lerngewinn entsprechend höher.

Rückmeldungen sind für den Lernprozess grundsätzlich bedeutungsvoll und wirken ebenfalls motivierend. Für Lernende ist es wichtig ihren Wissensstand zu überprüfen. Aufgaben bieten hier eine Diagnostizität, denn auch Defizite werden so sichtbar.

Moderne Lernprogramme, in diesem Zusammenhang auch Learning Analytics genannt, können für den einzelnen Lerner adaptiv entsprechende Lernangebote darbieten. Hierdurch wird die Gefahr, die bei einfachen Programmen besteht, dass die Aufgaben einfach nach Versuch und Irrtum durchgeklickt werden, stark minimiert.

Wie bereits in Abschn. 3.2 erwähnt ist ein weiterer Vorteil von digitalen Lernaufgaben, dass die Maschine „geduldig" und emotional indifferent ist. Im Unterschied zu Lehrenden ist es dem Computer egal, ob Fehler gemacht werden. Lernende müssen sich auch nicht davor fürchten sich zu blamieren. Lehrende haben wiederum mehr Zeit für die individuelle Unterstützung und werden in der Kontrollfunktion entlastet (Kerres 2018, S. 152 f.).

Feedback ist auch in Hatties Meta-Analysen zur Lernwirksamkeit mit der Effektstärke von $d = 0.73$ als eine essenzielle Einflussgröße identifiziert worden, dass das Lernen in erheblichem Maße fördert (Hattie 2017, S. 131 f.).

Mit der sogenannten „kognitiven Wende" rückten die internen Verarbeitungsprozesse aufseiten des Individuums in den Vordergrund: „Lernen ist nach diesem Verständnis die Verarbeitung von objektiven vorhandenen Fakten, bei der sich komplexe mentale Modelle und Wissensstrukturen bilden. Verhaltensänderungen werden anders als im Behaviorismus, als Folgeerscheinung dieser internen Verarbeitungsprozesse angesehen" (Czerwionka und de Witt 2007, S. 56).

Vor dem Hintergrund dieser *kognitivistischen Auffassung* gewann die Instruktion der Individuen an Bedeutung, als eine Möglichkeit, Lernprozesse systematisch zu optimieren. Die Lernumgebungen in diesem Ansatz sind hierbei entsprechend so zu gestalten, dass der Lernende sich aktiv mit den Medien und den Inhalten auseinandersetzen kann.

Im Kognitivismus spielen die selbstständigen Denk- und Verstehensprozesse des Individuums in Auseinandersetzung mit der Umwelt eine zentrale Rolle. Lernen wird als Informationsverarbeitung gesehen. Umso besser die Informationsdarbietung gelingt, desto besser ist dann die Aufnahme durch die Lernenden. Diese sollen mitdenken und neues Wissen durch Einsicht und eigene logische Prozesse erschließen.

Der Lehrende lenkt den Lernprozess und nimmt die Rolle eines Tutors ein.

Die zentralen Informationsverarbeitungsprozesse finden im Arbeitsgedächtnis statt, das allerdings durch eine beschränkte Kapazität charakterisiert ist. Von der Repräsentation des Wissens im Langzeitgedächtnis hängt es ab, wie effizient die Arbeitsgedächtnisfunktionen für das Lernen und Problemlösen (kognitive Prozesse) genutzt werden, allerdings findet keine Wissenskonstruktion ohne das Arbeitsgedächtnis statt. Es ist wichtig, dass das Arbeitsgedächtnis genügend verfügbare Kapazität aufweist und kognitiv nicht überlastet wird, um ein effektives Lernen zu ermöglichen.

Diese Grenzen des Arbeitsgedächtnisses stehen auch im Mittelpunkt der Cognitive Load-Theorie und basierend auf dieser sind mehrere Prinzipien formuliert worden, die bei der Konstruktion von multimedialen Lernangeboten berücksichtigt werden sollten.

Das Multimedia-Prinzip besagt, dass man mit Text und Bildern besser lernt als mit Text allein. Allerdings bringen nur sinnvolle Bild-Text-Kombinationen Lernvorteile. Die Bilder müssen einen erklärenden Inhalt haben und dürfen nicht nur „schmückendes Beiwerk" sein. Und das Bild und der hierzu gehörende Text sollen nahe beieinander platziert werden, sonst kommt es zum „Split-Attention-Effekt".

Das Modalitätsprinzip weist darauf hin, dass gesprochener Text bzw. Erläuterung zu einer Grafik eine bessere Aufnahme ermöglicht als ein geschriebener Text.

Dass eine gesprochene Erklärung zu einer Animation nicht gleichzeitig als geschriebener Text dargeboten werden sollte, besagt das Redundanzprinzip.

Gegen Überfrachtung einer multimedialen Einheit mit zwar interessanter, aber nicht wirklich nötiger Information (z. B. zusätzliche Bilder oder Texte, Hintergrundmusik) wird im Kohärenzprinzip empfohlen, sich auf diejenigen Informationen zu beschränken, die für den intendierten Lernprozess unerlässlich sind und alle anderen hingegen wegzulassen. Nach dem Motto „Weniger ist mehr" wird so ein Cognitive Overload vermieden.

Das Personalisierungsprinzip empfiehlt zudem, dass ein umgangssprachlicher Stil und pädagogische Agenten das Lernen unterstützen (Niegemann et al. 2008, S. 53 f.).

Auf die Usability muss ebenfalls geachtet werden, auf die Bedienbarkeit bzw. Gebrauchstauglichkeit der Funktionen, damit der Lernende nicht durch das mediale System kognitiv überlastet wird.

Diese Prinzipien finden auch Anwendung bei der Gestaltung von Unterrichtsskripts oder -präsentationen. So hat bestimmt jeder Lernende es schon einmal erlebt, dass Power-Point-Folien mit zu viel Text völlig überfrachtet waren und ein aufmerksames Folgen des Vortrags nach kurzer Zeit nicht mehr möglich war.

Digitale Medien bieten jedoch heutzutage viele Möglichkeiten Lerninhalte anschaulicher zu vermitteln, vorausgesetzt diese werden didaktisch sinnvoll ausgesucht, oder selbst erstellt, und eingesetzt. Videos, 3D-Visualisierungen und dynamische Bewegungsabläufe, die auch individuell gesteuert werden können, optimieren das Verständnis, die Wissensaufnahme und die Lernleistungen (Arnold et al. 2018, S. 189 ff.). Gerade im Gesundheitsbereich lassen sich auf diese Weise komplexe Vorgänge, wie z. B. die Herzfunktion, äußerst anschaulich vermitteln. In den interaktiven und multimedialen Lernprogrammen gibt es Hyperlinks, 3D- Grafiken und Bilder, Sitemaps zur Übersicht, um die Wissensaufnahme zu erleichtern und den Aufbau von Wissensstrukturen zu fördern. In manchen Lernangeboten steht ein virtueller Tutor zur Verfügung, der durch das Programm führt und begleitet, oder es gibt erklärende Videos. Beim rein kognitivistischen Ansatz wird jedoch kritisiert, dass die menschliche Wahrnehmung lediglich auf kognitive Prozesse reduziert und die sozialen, emotionalen und motivationalen Prozesse nicht berücksichtigt werden. Diese Beachtung findet jedoch in der nächsten Lerntheorie statt (Niegemann et al. 2008, S. 73 ff.; Kerres 2018, S. 158).

Fazit

Wichtige Erkenntnisse des Kognitivismus für das Lehren mit digitalen Medien:

Multimediaprinzip: Kombination von Text und Bild ist besser als Text allein

Modalitätsprinzip: Zur Erläuterung von Grafiken oder Bildern eignet sich gesprochener Text besser als geschriebener (Cave: mit Text überfüllte Power Point Folien führen zur kognitiven Überlastung)

Redundanzprinzip: Eine Erklärung sollte nicht gesprochen und geschrieben erfolgen.

Kohärenzprinzip: Für den Lernprozess wichtige Informationen liefern (sich bewegende Animationen, Hintergrundmusik muss zusätzlich nicht sein)

Personalisierungsprinzip: Unterstützung bei Bedarf ist für das Lernen wichtig

Usability: einfache Bedienbarkeit ◄

Konstruktivistisch orientierte Ansätze kritisieren die Annahme, dass Lernprozesse von außen steuerbar seien. Radikale Ansätze sind sogar der Meinung, dass Lehren nicht möglich ist, es sind nur Situationen zu schaffen, in denen der Lernende sich selbstgesteuert mit den Lernprozessen auseinandersetzen kann. Lernende werden als selbstverantwortliche, aktive Personen im Hinblick auf ihren Wissenserwerbsprozess begriffen (Czerwionka und de Witt 2007, S. 60 ff.).

Da es sich aber gezeigt hat, dass der Lernende komplett ohne Unterstützung oft überfordert ist, haben sich *gemäßigt konstruktivistische Ansätze* durchgesetzt,

die auch die Elemente der Instruktion des Kognitivismus mit übernehmen.

Lernen wird allerdings weiterhin als ein selbstgesteuerter, aktiv- konstruktiver, situativer und sozialer Prozess aufgefasst, der unterschiedlicher Formen der Anleitung bedarf. Es entstand u. a. der *Ansatz des situierten Lernens*. Er nimmt die soziale Verankerung individuellen Lernens in den Fokus.

Ausgegangen wird hier außerdem von der Annahme, dass gespeichertes Wissen oft träge ist, da es in unbekannten Situationen nicht angewendet werden kann. Nach situierten Ansätzen wird Wissen in jeder Situation neu konstruiert. Dem Lernenden müssen daher komplexe, ganzheitliche Probleme, die für ihn authentisch sind, aber dennoch einen motivierenden Neuigkeitseffekt besitzen, zur Lösungsbearbeitung dargeboten werden.

Außerdem soll das Lernen im sozialen Austausch stattfinden, da so auch wesentlich intensiver über das Problem artikuliert und reflektiert werden kann. Lernende konstruieren neues Wissen, steuern ihren Lernprozess selbst, verwenden Hilfsmittel und sind nicht mehr wie im Kognitivismus passive Rezeptoren. Durch diese Grundsätze wird das gewonnene Wissen flexibel anwendbar (Kerres 2018, S. 158; Czerwionka und de Witt 2007, S. 62 ff.).

Der Lehrende wirkt als ein Coach, oder Lernbegleiter, der den Lernenden sowie seinen Lernprozess durch Instruktionen unterstützt und versucht optimale Lernbedingungen zu schaffen.

In der konstruktivistischen Lerntheorie werden auch die Emotionen des Lernenden berücksichtigt. Lernen, das mit Druck oder Zwang vermittelt wird, führt zu inneren Blockaden. Wichtig sind positive Emotionen, die Motivation zum Lernen und die Selbstbestimmung fördern. Emotionen haben einen privilegierten Zugang zum Arbeitsgedächtnis und können dessen Funktionen stören. Aktuelle Gehirnforschungen belegen, dass starke emotionale Reaktionen das logische Denken des Großhirns sozusagen „lahmlegen". Verantwortlich ist das limbische System mit der Amygdala, die auch die Stressreaktionen des

Hypothalamus mit der Adrenalinausschüttung aktivieren. Typisch ist u. a. der schnelle Herzschlag, der z. B. durch ein ruhiges Ein- und Ausatmen wieder reguliert werden kann (Beck et al. 2018, S. 197 f.).

So sind auch die Blackouts vor Prüfungen zu erklären, wenn einmal eine schlechte Erfahrung bei Prüfungen gemacht worden ist.

In Bezug auf E-Learning ist gerade bei älteren Personen, Mitglieder der Wirtschafts-Wunder Generation, der „Baby-Boomer" oder auch der Generation X, ein gehemmterer Umgang mit digitalen Medien als bei der Generation Y oder Z zu beobachten, da diese nicht mit den digitalen Medien groß geworden sind. Gefühle wie Angst etwas falsch zu machen, oder die Unsicherheit nicht klarzukommen, hemmen den Lernprozess. Hier ist es immens wichtig, dass Unterstützung bei Bedarf jederzeit zur Verfügung steht, ansonsten kommen Frust und Demotivation auf, die eine Lernblockade bzw. eine negative Einstellung zu digitalen Medien noch verstärken (Doh et al. 2015, S. 11 f.).

Kooperative Lernumgebungen, Computersimulationen oder Virtual- Reality Anwendungen sind für das Lernen im Sinne des Konstruktivismus kennzeichnend, denn durch die Multimediafähigkeit und die Kommunikationswerkzeuge können wirklichkeitsnahe und erfahrungsbezogene Lerninhalte in komplexen Lernumgebungen dargestellt, sich damit auseinandergesetzt und darüber ausgetauscht werden.

In den Anchored Instruction- Ansätzen wird ein narrativer Anker gesetzt, d. h. es werden den Lernenden ebenso authentische Problemsituationen präsentiert, die in Abenteuergeschichten eingebettet sind, welche meist in Videos dargeboten werden.

Mit Multimedialen Fallsimulationen kann ebenso eingeübt werden, Wissen in bestimmten Situationen anwenden zu können. Insbesondere durchgesetzt hat sich dieses mediale Lernangebot im Gesundheitsbereich, da das „Einüben" auf diesem Gebiet in der Realität häufig nicht möglich ist.

Entwicklungen im Bereich der Social Software bieten inzwischen noch weitreichendere Möglichkeiten des kooperativen Lernens. Mittels eines Forums kann gemeinsam diskutiert werden. Eine unterstützende Betreuung durch Tutoren erfolgt in den verschiedenen Ansätzen des CSCL (Computer supported collaborative learning).

Neben der Diskussion und dem Erfahrungsaustausch können z. B. mittels kooperativer Editoren, d. h. digitaler Schreibwerkzeuge, die zeitgleich, aber ortsunabhängig von den Gruppenmitgliedern genutzt werden können, gemeinsame Dateien oder andere Artefakte, wie z. B. eine digitale Pinwand, oder ein WIKI erstellt werden (siehe Abschn. 6.10).

Die meisten Lernplattformen basieren heutzutage auf dem Konzept des konstruktivistischen Lernens. Die verschiedensten Lernaktivitäten können, angepasst am Lernprozess der Teilnehmer, angeboten werden (Kerres 2018, S. 162 ff.).

Hier bietet es sich auch an das Internet als größte digitale Informationsressource in das Lernen miteinzubeziehen. Gleichzeitig kann der Lernbegleiter hier Dimensionen der Medienkompetenz, wie z. B. Medienkritik, thematisieren und beim Aufbau einer Internetrecherchefähigkeit unterstützen.

Für das erfolgreiche Lernen spielt ebenfalls die Motivation eine wesentliche Rolle. Sie bestimmt Dauer und Intensität der Beschäftigung mit einem Lerngegenstand und den Lernerfolg. Nach Deci und Ryan führt die intrinsische Motivation (von innen heraus, ohne äußere Anreize) zu hohen Lernleistungen und kann mit der Befriedigung dreier Grundbedürfnisse erreicht bzw. gesteigert werden: Das Bedürfnis nach Autonomie, das Bedürfnis nach einem Kompetenzerleben und das Bedürfnis nach sozialer Eingebundenheit (Deci und Ryan 2000, S. 70).

Stark fremdbestimmte und -gesteuerte (Weiter)-bildungsangebote können daher häufig als Lernschranken wirken und Lernprozesse hemmen (Faulstich 2013, S. 157).

Insofern ergänzt sich diese mit der konstruktivistischen Lerntheorie. Das ARCS-Modell ist explizit ein Instruktionsdesignmodell, das Strategien zur systematischen und gezielten

Förderung der Motivation der Lernenden beim Umgang mit digitalen Medien aufzeigt (siehe Abschn. 5.3).

▶ **Wichtig**
Begriffe, die dem gemäßigten Konstruktivismus zugeordnet werden können:
Ansatz des situierten Lernens, Authentisches Lernen, Lernen im sozialen Austausch, Emotion und Motivation, Anchored Instruction, Computersimulationen, Multimediale Fallsimulationen, Serious Games, Computer Supported Collaborative Learning (CSCL), Lernplattformen, Lehrender als Coach, Unterstützer und Lernbegleiter

Beim medienunterstützten Präsenzunterricht in der Aus-, Fort- und Weiterbildung sollten diese digitalen Lernangebote ausprobiert und genutzt werden. Hierfür ist im konstruktivistischen Sinne ebenso ein Umdenken der Lehrerrolle notwendig -vom allwissenden Lehrer zum Lernbegleiter und der Ermöglichung von selbstgesteuertem aktivem Lernen.

Wie bereits in Kap. 3 erwähnt empfehlen die ICILS- Verantwortlichen Eickelmann und Gerick (2018) zum Aufbau der Medienkompetenz das digitale Medium vorzuziehen, wenn zwei verschiedene Medien zur Erreichung des gleichen Lernzieles zur Verfügung stehen. So kann beispielsweise statt Moderationskarten ein digitales Kooperationstool für eine Gruppenausarbeitung genutzt werden, das aufgrund seiner Potenziale mehr Möglichkeiten der weiteren Bearbeitung zulässt (Abspeicherung, interaktive gemeinsame Erweiterung, Veröffentlichung, etc.) und es auf diese Weise auch zu einer Transformation des Lernens kommt.

Für das arbeitsorientierte, fachpraktische Lernen empfiehlt sich ein Lernen in simulativen Lernumgebungen. Für simulierte Pflegesituationen bieten Simulationspuppen bzw. -roboter, sogenannte Manikins, vielfältige Möglichkeiten. Das Lernen bzw. ein Einüben kann ohne Nachteile für zu pflegende Menschen stattfinden und die Lernsituationen können gezielt an den Entwicklungsstand der Lernenden angepasst werden. Die Roboter können mittels einer Software Erkrankungen simulieren, z. B. krankhafte Darm- oder Herzgeräusche, oder verfügen über eine Sprachausgabe, z. B. für eine Äußerung von Schmerzen. Auf diese Weise können Techniken eingeübt, Fälle oder Rollenspiele durchgeführt und z. B. auch in einem Video festgehalten werden, das in einem Debriefing in der Gruppe reflektiert wird (SimNATPflege 2019).

Auch Selbsterfahrung lässt sich mit digitalen Medien befördern. So gibt es beispielsweise Altersanzüge mit Ohrhörern, die einen Tinnitus simulieren und so die Empathie für ältere Menschen steigern.

Der *Pragmatismus* ist eine von Peirce, James und Dewey zu Beginn des 20. Jahrhunderts formulierte Lerntheorie, bzw. eher eine Denkrichtung. Diese ist auf die Mediendidaktik bezogen und in Verbindung gesetzt worden und kann als sehr bereichernd für diese angesehen werden. Nach pragmatischen Erwägungen sollten E- Learning- Angebote nicht an ein bestimmtes Lernparadigma geknüpft sein. Vielmehr müssen alle lerntheoretischen Ansätze als Werkzeuge gesehen werden, die situationsbezogen eingesetzt werden müssen. Zudem wird in dieser Lerntheorie der Impuls gegeben, dass Lernenden im Lernprozess eine Erfahrungsbildung ermöglicht werden soll.

Lernen wird am besten durch den Inquiry-Prozess angeregt, eine Anregung von Neugier und einer Fragehaltung, die einen Bezug zur Lebenswelt der Lernenden aufweist. Bekannt geworden sind hier Webquests, die eine Inquiry-Methode darstellen. Hierbei wird für Gruppenarbeiten eine eigene Homepage erstellt, die als Startseite eine an die Lebenswelt der Lernenden passende anregende Fragestellung enthält und zur weiteren Bearbeitung der Gruppenaufgabe wird das Internet als Quelle pädagogisch nutzbarer Informationen gesehen und entsprechende Links werden zur Verfügung gestellt. Lernen als Erfahrung ist hierbei auch immer in soziale Kontexte eingebunden.

Das Konzept der lernenden Gemeinschaft, der Communities of Inquiry, findet hier ebenfalls seinen Ursprung (Arnold et al. 2018, S. 134; de Witt und Grune 2012, S. 50 f.).

In der *konnektivistischen* Lerntheorie werden von George Siemens (2005) aktuelle gesellschaftliche Problemfelder, wie z. B. das expansive Wissenswachstum und die Forderung nach Kompetenzentwicklung und das Lebenslange Lernenaufgegriffen. Ein lernendes Individuum sollte heutzutage für einen Lernerfolg seine Verbindungen und Netzwerkknoten verknüpfen und diese als Lernquelle nutzen. Wichtiger dabei ist das Verständnis, wo Wissen, das man benötigt, zu finden ist, da die Halbwertzeit des Wissens immer kürzer wird. Als stark vernetztes Wesen kann er auf mehrere Informationsquellen, technischer und menschlicher Art, zugreifen. Die Auswahl und Bewertung der erhaltenen Informationen ist dabei ein wesentlicher Teil der Lernleistung (Bezug auf Medienkritik). In einer vernetzten Gemeinschaft integrieren Teilnehmer ihr persönliches Wissen in das Netzwerk und entwickeln gemeinsam über den Erfahrungsaustausch Problemlösungen und auf diese Weise auch ihre eigenen Kompetenzen (Siemens 2005; Dittler 2017, S. 63). Der Wert dieses Ansatzes wird vor allem darin gesehen, dass den aktuellen sozialen Prozessen Rechnung getragen und der Mehrwert von digitalen kooperativen Tools und Netzwerken hervorgehoben wird.

Fazit

Zusammenfassend kann gesagt werden, dass es auf das Lehrziel ankommt, welche Lernangebote dargeboten werden. Hierbei ist die pragmatische Sichtweise richtungsweisend und kann als Leitlinie didaktischen Handelns betrachtet werden. Mit z. B. behavioristisch geprägten Lernformen kann Faktenwissen erworben werden. Wenn es um Kompetenz-

entwicklung geht, so müssen den Lernenden Angebote dargeboten werden, die konfliktträchtige Lerninhalte beinhalten und so zu einer emotionalen Labilisierung des Nutzers führen. Hierbei sind Lernangebote, die sich nach der gemäßigt konstruktivistischen sowie pragmatischen Lerntheorie ausrichten, d. h. eine Handlungsorientierung aufweisen und durch Herstellung von Praxisbezügen zum Lernen anregen, besonders geeignet. ◄

4.3 Mediendidaktische Strategien beim Einsatz digitaler Medien im Bildungskontext

Die Mediendidaktik befasst sich mit den Funktionen, der Auswahl, dem Einsatz (einschließlich seiner Bedingungen und Bewertung), der Entwicklung, Herstellung und Gestaltung sowie den Wirkungen von Medien in Lehr- und Lernprozessen. Das Ziel der Mediendidaktik ist die Optimierung von Lernprozessen mithilfe von Medien (Czerwionka und de Witt 2007, S. 32).

Es geht hierbei grob um die Beantwortung der Frage was die Lernenden mit den Medien machen können bzw. um Aussagen zur Gestaltung von Lernangeboten mit (digitalen) Medien.

Medien können auf sehr vielfältige Weise in Lehr-/Lernkontexte eingebunden werden. Unterschiede zeigen sich vor allem im Hinblick auf den zugrundeliegenden lerntheoretischen Ansatz sowie in der Rolle der Lehrenden und Lernenden (siehe Abschn. 4.1).

Außerhalb des deutschsprachigen Raums sind die Begriffe Didaktik und Bildung nicht gebräuchlich. International ist der Begriff Instructional Design bekannt. Hier ist vor allem der Vermittlungsaspekt im Fokus, während die Didaktik sich mit den Lehrinhalten und -zielen beschäftigt. Heutzutage werden beim Einsatz digitaler Medien im Bildungskontext beide „Wissenschaften" verknüpft, die methodischen Fragen der Gestaltung von Lernangeboten mit der Reflexion von Inhalts- und Zielentscheidungen (Kerres 2018, S. 58 f.). So sind beispielsweise die unter der kognitivistischen Lerntheorie beschriebenen zu beachtenden Prinzipien dem Instructional Design zuzuordnen.

Ebenso soll sowohl die Gestaltungsorientierung mit der Handlungsorientierung, die bei der Medienbildung bzw. der Vermittlung der Medienkompetenz eine Rolle spielt, verbunden werden. Wenn heutzutage digitale Medien im Bildungskontext genutzt werden, so wird erörtert welche Potenziale bzw. Nutzen es für den Lernprozess hat, aber ebenso inwieweit diese Nutzung die Medienkompetenz der Lernenden fördert.

Die verschiedenen Formen der mediengestützten Lehr-Lernszenarien erfordern natürlich auch unterschiedliche didaktische Strategien.

Nach den heutigen Erkenntnissen sollte ein *reines E-Learning Angebot, z. B.* ein Online-Kurs nach dem *3 C- Rahmenmodell* folgende drei Komponenten enthalten:

- Content (Inhalt): Lehrmaterialien werden den Lernenden zur Verfügung gestellt
- Communication: Kommunikation zwischen den Lehrenden und Lernenden bzw. Lernenden untereinander
- Construction: individuelle und kooperative Lernaktivitäten werden angeboten

Es handelt sich bei dem 3 C- Komponenten-Modell allerdings um einen deskriptiven Ansatz. Alle drei Komponenten müssen nicht zwingend „in allen E- Learning- Angeboten in gleichem Maße und gleicher Form vorkommen" (Kerres 2005, S. 11).

Der richtige Mix dieser Komponenten hängt von den Randbedingungen des didaktischen Feldes ab, was für die Zielgruppe, für die das Lernangebot erstellt wird, didaktisch am sinnvollsten erscheint. Eine Learning Community, die ihre Erfahrungen austauscht, benötigt z. B. nicht zwingend didaktisch aufbereitete Lernmaterialien.

Wie bei anderen Lernangeboten im formalen Kontext gilt es auch für Bildungsangebote mit digitalen Medien, dass diese eine didaktische Gesamtkonzeption aufweisen. Die Angebote müssen an die Zielgruppe angepasst sein und es muss klar sein, welche Lernziele erreicht werden sollen.

Gerade bei den ersten reinen E-Learning Angeboten, z. B. Kurse für Pflichtschulungen, entwarfen Teams, die lediglich aus IT-Personen bestanden, Schulungskurse, die technisch entweder viel zu komplex waren, das zu vermittelnde Thema oder die Merkmale der Zielgruppe nicht richtig erfassten, oder auch mediendidaktische Empfehlungen nicht einhielten.

So gab es völlig überfüllte Textseiten zu lesen. Für eine Abwechslung wurden immer die gleichen „Spielchen" angeboten. So ist es beim ersten Mal bei der digitalen Brandschutzschulung vielleicht noch lustig auf dem Bildschirm per Anklicken die Türen zu schließen. Wenn dieses gleiche Angebot mehrmals vorkommt, fühlen sich die Lernenden nicht mehr ernst genommen. Auch mag es bei einem Online-Kurs auf den ersten Blick professionell erscheinen, wenn das Design und die Gestaltung technisch sehr ausgereift sind. Wenn allerdings die dargestellte Gesundheits- und Krankenpflegerin oder zukünftige Pflegefachfrau entweder mittels einer Sprechblase oder als Tonausgabe inhaltlich etwas von sich gibt, was sie in der Realität nie so sagen würde, so ist trotz der medientechnischen Ausgereiftheit aufgrund der fehlenden Authentizität und fehlenden Ausrichtung auf die Zielgruppe das Bildungsziel nicht erreicht.

Hier ist es wichtig sich die von E-Learning Anbietern erstellten Kurse genau anzuschauen und sich ebenso über das bestehende Team bzw. Mitarbeiterschaft der Firma zu informieren. Neben IT- Experten ist es wichtig, dass auch Medienpädagogen und Mitarbeiter aus der Zielgruppe mit an Bord sind, für die diese Lernangebote erstellt werden sollen.

Die Qualität des mediengestützten Lernens hängt deutlich mehr von der Konzeption als von der Durchführung ab. Beim normalen Präsenzunterricht können Änderungen oder Anpassungen wesentlich einfacher umgesetzt werden. Bei einem reinen Online bzw. E-Learning- Angebot ist dieses nicht mehr so einfach möglich. Daher sind vorherige Überlegungen, eine vollständige didaktische Planung und eine formative Evaluation zur Qualitätsentwicklung sehr wichtig (Arnold et al. 2018, S. 176; Tulodziecki et al. 2019, S. 89).

Auch bei der Integration von digitalen Medien in den Präsenzunterricht oder bei Blended Learning Angeboten gilt es das Lernangebot nach den Parametern des didaktischen Feldes auszurichten.

Zur didaktischen Konzeption steht zum Beispiel die *Gestaltungsorientierte Mediendidaktik* nach Kerres (2001) zur Verfügung. Es handelt sich hierbei um einen präskriptiven Ansatz. Folgende didaktische Parameter sind zu berücksichtigen:

- „Merkmale der Zielgruppe (z. B. soziodemografische Daten, Vorwissen, Lernort, Mobilität, Medienzugang, Lernmotivation, Lerngewohnheiten, Lerndauer sowie Einstellungen und Erfahrungen);
- Spezifikation von Lehrinhalten und – zielen;
- didaktische Methode: didaktische Transformation und Strukturierung der Lernangebote;
- Merkmale der Lernsituation und Spezifikation der Lernorganisation: z. B. zeitliche Einteilung der Lernangebote oder die Betreuung
- Merkmale und Funktionen der gewählten Medien und Hilfsmittel" (Kerres 2001, S. 135 f.; Kerres 2018, S. 83 f.).

Allerdings sind digitale Medien, wie in Kap. 2 erläutert, mehr als nur Werkzeuge. Die Zieldimensionen des Lehrens sind daher nicht unabhängig von medialen und technischen Rahmenbedingungen zu sehen. Die Ziele, die sich in einem ausschließlich auf Buch und Schrift basierenden Unterricht erreichen lassen, unterscheiden sich signifikant von den Zielen, die man mit Buch, Schrift, Tablet und Internetzugang ansteuern kann. Der wahre Mittelwert digitaler Medien besteht also nicht darin alte Ziele schneller zu erreichen, sondern völlig neue Zieldimensionen zu erschließen (Krommer 2019, S. 70).

Wichtig ist daher die Kenntnis der Potenziale digitaler Medien, die in Abschn. 3.2 beschrieben sind. Es gilt eine lernförderliche Passung zwischen dem Medienangebot und der Gestaltung der unterrichtlichen Situation herzustellen (Tulodziecki et al. 2019, S. 89).

Hier ist die Kenntnis des Modells zur Integration von digitalen Medien in den Unterricht hilfreich – das *SAMR- Modell* von Robin Puentedura (2012).

- Substitution – Ersatz: Die digitalen Technologien werden lediglich als Ersatz für analoge Medien genutzt. Beispiele hierzu sind: Nutzung eines Beamers zum Zeigen eines Videos anstatt eines Fernsehers mit Videorekorder. Hierdurch führt es noch zu keinen funktionalen Verbesserungen, die Repräsentation bzw. das Medium ändert sich lediglich. Allerdings kann auf dieser Ebene der Umgang mit digitalen Medien geübt werden.
- Augmentation – Erweiterung: Mit dem Wechsel von einem analogen zum digitalen Medium ergibt sich eine Verbesserung. Grundfunktionen, wie z. B. die Rechtschreibprüfung oder das Ausschneiden und Ersetzen von Inhalten, oder Multimedia-Inhalte (textuell, auditiv, visuell), die verlinkt und eingebettet werden können. Hier handelt es sich um eine funktionale Verbesserung, die mit rein analogem Arbeitsmaterial gar nicht oder nur eingeschränkt möglich ist.
- Modification – Veränderung: Der Einsatz digitaler Medien ist mit einer substanziellen Veränderung der Unterrichtsgestaltung verbunden. Hierzu zählen beispielsweise die Erstellung von Videos oder Podcasts mit spezieller Software. Die Lernenden erarbeiten eigenständig Inhalte und bringen ihr Verständnis in einem Medienprodukt zum Ausdruck. Das gegenseitige Kommentieren von Blog-Beiträgen und die sich ergebene Dis-

kussion kann zum Aufbau von gemeinsamem Wissen genutzt werden. Im Fokus steht hier die Neugestaltung von Aufgaben unter Einbeziehung der technischen Möglichkeiten. Die Umsetzung wird Lehrenden über das Ausarbeiten konkreter Aufgaben überlassen.

- Redefinition (Neubestimmung): Hierzu zählen Szenarien, in denen digitale Medien Aufgaben oder Lernaktivitäten ermöglichen, die bisher nicht zu realisieren waren. Z. B. interaktive Simulationssoftware oder die Erprobung von Annahmen auf der Basis eines naturwissenschaftlichen Modells; also Werkzeuge zur Visualisierung schwer verständlicher Inhalte. Anstelle des Schreibens von Essays kann beispielsweise das digitale Storytelling gewählt werden. Hierbei handelt es sich um eine Kombination von Bildern und Videos. Dieses Produkt kann z. B. auch veröffentlicht werden. Auch der Austausch und das gemeinsame Lernen mit Kursen aus anderen Schulen deutschland- oder weltweit mittels kooperativer Editoren ist nun möglich.

In den beiden letzten Stufen kommt es zu einer Transformation des Lehrens und Lernens.

Ein Beispiel zur Verdeutlichung:

Wenn im Anatomieunterricht Schweineherzen seziert werden, so ist diese Methode an sich schon sehr bereichernd für die Auszubildenden, da diese sehr viel über die Anatomie des Herzens auf eine aktive Art und Weise lernen können. Wenn man im Kurs als Lehrender vorn am Lehrerpult dann zeigt, an welcher Stelle des Herzens die Lernenden schneiden etc. sollen, merkt man, dass es schwierig ist alle zu erreichen. Einige hören zu, die anderen sind schon am Organ beschäftigt. Natürlich kann man für alle Lernenden auch eine Anweisung mit Bildern anfertigen und aushändigen. Dass es allerdings nicht leicht ist jeden Schritt in kompakter Weise als Bild und Schrift darzustellen, weiß jede Lehrperson, die diese Lehrmethode schon einmal angewandt hat.

Wenn aber nun jeder Lernende ein Video mit genauen Instruktionen hätte, dass er individuell passend anhalten oder auch mal zurückspulen könnte, um jeden Schritt nachmachen zu können, so wäre die Lehrperson entlastet. Die Unterrichtsvorbereitung wäre zwar mit dem Erstellen des Videos beim ersten Mal aufwendiger, aber im Unterricht könnte die Entlastung für die individuelle Förderung und für Feedback genutzt werden. Digitale Medien entlasten beim Input und bei der Kontrolle und ermöglichen dem Lehrenden damit eine neue Rolle, nämlich die des umhergehenden wandelnden Ratgebers, einzunehmen. Digitale Medien sollen und können nicht die Lehrperson ersetzen, sie ermöglichen allerdings dem Lehrenden seine Energie für die neue Rolle als Unterstützer individueller Lernprozesse einzusetzen.

Aktuell wird in einiger Literatur von der EVA- Didaktik gesprochen. Das EVA-Prinzip hat seinen Ursprung in der Informatik und steht für die Phasen Eingabe/Input, Verarbeitung, Ausgabe. Beim Unterricht mit digitalen Medien recherchieren beispielsweise Lernende in der Eingabe bzw. Input Phase nach Informationen im Internet und in der Ausgabe Phase werden digitale Produkte, wie z. B. Videos entwickelt. In der Verarbeitungsphase findet das Lernen statt, das durch die Potenziale der digitalen Medien beeinflusst und durch Lehrende unterstützt wird (Muuß-Merholz 2019, S. 14 f.).

Neben dem sinnvollen lernförderlichen Einsatz digitaler Medien im Bildungskontext gilt es ebenso die Lernenden für das informelle Lebenslange Lernen zu befähigen und eine Medienbildung durchzuführen. Neben der Kenntnis des Medienkompetenzmodells nach Baacke ist aus diesen Gründen ebenfalls das *Dagstuhl-Modell* der Gesellschaft für Informatik (2016) für die Bildung in einer vernetzten Welt hilfreich.

Ähnlich wie die Initiative „Keine Bildung ohne Medien!" entstand die Dagstuhl Erklärung in gemeinsamer Verantwortung von Medienpädagogik, Informatik und Wirtschaft im Rahmen des Seminars auf Schloss Dagstuhl – Leibniz-Zentrum für Informatik GmbH.

Bildung in der digitalen vernetzten Welt muss aus technologischer, gesellschaftlich-kultureller und anwendungsbezogener Perspektive in den Blick genommen werden. Dieser integrierte

Ansatz verbindet die Technologie und die kulturelle Ebene der Digitalisierung miteinander. Außerdem wird eine nachhaltige und strukturell verankerte Bildung für die digital vernetzte Welt gefordert. Es sei Aufgabe der Bildungssysteme fachliche Bezüge zur Digitalen Bildung zu integrieren.

Das Dagstuhl- Modell wird als ein Dreieck dargestellt, um die Wechselwirkung der technologischen, gesellschaftlich-kulturellen und anwendungsbezogenen Perspektive zu verdeutlichen. Auf Seite der technologischen Perspektive gilt es im Bildungskontext Antworten auf die Frage „Wie funktioniert das?" zu geben. Die gesellschaftlich-kulturelle Perspektive beleuchtet die Frage „Wie wirkt das?". Die anwendungsbezogene Perspektive beschäftigt sich mit der Frage „Wie nutze ich das?" (Gesellschaft für Informatik 2016).

Da heutzutage Lernangebote mit digitalen Medien in vielfältiger Form angeboten werden können (im Präsenzunterricht, auf der Lernplattform, als Blended Learning, kooperativ in synchronen oder asynchronen Formen etc.), müssen die unterschiedlichen Lernorte und Lernarrangements sowie die Unterstützungsformen sinnvoll miteinander verbunden werden, man spricht hierbei auch von der *Orchestrierung*.

Der Begriff wurde erstmalig in Bezug auf Blended-Learning angewandt. Es werden mehrere Lernziele mit diversen Lernarrangements und Technologien für die Entwicklung von reichhaltigen Lernumgebungen realisiert. Die Orchestrierung von Lernumgebungen umfasst auch sowohl unterschiedliche soziale Modi des Lernens (z. B. individuell, kooperativ), als auch Lernkontexte (z. B. zu Hause, im Präsenzunterricht, in Diskussionsforen) und Lernobjekte (z. B. Links, Text, Videos) (Weinberger 2018, S. 118 f.).

Neben der Kenntnis mediendidaktischer Theorien bedürfen heutige Lehrende daher zusätzliche Wissensbereiche, Qualifikationen und Kompetenzen. Je nachdem welche Form medienunterstützter Lehr- Lernszenarien angeboten wird, nehmen Lehrende auch andere Rollen ein und bieten unterschiedliche Unterstützungsarten an. Diese werden im nächsten Kapitel thematisiert.

Fazit

Digitale Medien ermöglichen ganz neue Zieldimensionen beim Lernen. Neben der Kenntnis der Potenziale digitaler Medien für das Lernen sind folgende mediendidaktische Modelle hilfreich eine lernfördernde Umsetzung vorzunehmen:

- 3 C- Rahmenmodell für Online- Kurse
- Gestaltungsorientierte Mediendidaktik für alle Formen des digitalen Lernens
- SAMR- Modell, insbesondere für den Präsenzunterricht mit digitalen Medien
- Dagstuhl- Modell für die Medienbildung
- Orchestrierung: die sinnvolle Verbindung der unterschiedlichen Lernorte, der Lernarrangements sowie der Unterstützungsformen ◄

Literatur

Arnold, P., Kilian, L., Thillosen, A., & Zimmer, G. (2018). *Handbuch E-Learning. Lehren und Lernen mit digitalen Medien* (5. Aufl.). Bielefeld: Bertelsmann.

Beck, H., Anastasiadou, S., & Meyer zu Reckendorf, C. (2018). *Faszinierendes Gehirn: Eine bebilderte Reise in die Welt der Nervenzellen*. Berlin: Springer.

Czerwionka, T., & de Witt, C. (2007). *Mediendidaktik*. Bielefeld: Bertelsmann.

Deci, E. L., & Ryan, R. (2000). Self-Determination theory and the facilitation of intrinsic motivation, social development, and well-being. https://selfdeterminationtheory.org/SDT/documents/2000_RyanDeci_SDT.pdf. Zugegriffen: 29 März 2019.

de Witt, C., & Grune, C. (2012). Pädagogische und didaktische Grundlagen. In J. Haake, G. Schwabe, & M. Wessner (Hrsg.), *CSCL- Kompendium 2.0* (2. Aufl., S. 43–56). München: Oldenbourg.

Dittler, U. (2017). *E-Learning 4.0*. Berlin: de Gruyter.

Doh, M., Schmidt, L., Herbolsheimer, F., Jokisch, M., Schoch, J., Dutt, A., Rupprecht, F., & Wahl, H.-W. (2015). Neue Technologien im Alter Ergebnisbericht zum Forschungsprojekt „FUTA" Förderliche und hinderliche Faktoren im Umgang mit neuen

Informations- und Kommunikations-Technologien im Alter. http://www.psychologie.uniheidelberg.de/mediendaten/ae/apa/futa-ergebnisbericht_2015.pdf. Zugegriffen: 20 Dez. 2018.

Eickelmann, Birgit, & Gerick, Julia. (2018). Lehren und Lernen mit digitalen Medien – Zielsetzungen, Rahmenbedingungen und Implikationen für die Schulentwicklung. *Schulmanagement – Handbuch 164* (S. 54–81). München: Lehren und Lernen mit digitalen Medien.

Faulstich, P. (2013). *Menschliches Lernen Eine kritisch-pragmatische Lerntheorie*. Bielefeld: Transcript.

Gesellschaft für Informatik (2016). Dagstuhl Erklärung. Bildung in der digital vernetzten Welt. https://gi.de/fileadmin/GI/Hauptseite/Themen/Dagstuhl-Erkla__rung_2016-03-23.pdf. Zugegriffen: 29 Febr. 2020.

Hattie, John. (2017). *Lernen sichtbar machen für Lehrpersonen*. Baltmannsweiler: Schneider Verlag Hohengehren.

Herzberg, Frederik. (1966). *Work and the nature of man*. London: Ty Crowell.

Kerres, M. (2001). *Multimediale und telemediale Lernumgebungen. Konzeption und Entwicklung* (2. Aufl.). München: Oldenbourg.

Kerres, M. (2005). Didaktisches Design und Elearning: Zur didaktischen Transformation von Wissen in mediengestützte Lernangebote. https://learninglab.uni-due.de/sites/default/files/kerres4miller-final_0_0.pdf. Zugegriffen: 1. März 2020.

Kerres, M. (2018). *Mediendidaktik. Konzeption und Entwicklung digitaler Lernangebote* (5. Aufl.). Berlin: de Gruyter.

Krommer, A. (2019). Paradigmen und palliative Didaktik. In: Krommer, A.; Lindner, M.; Mihajlovic, D.; Muuß-Merholz, J. & Wampfler, P. (Hrsg.). *Routenplaner #Digitale Bildung*. Hamburg: Verlag ZLL21 e.V.

McLuhan, M. (1970). *Die magischen Kanäle Understanding Media*. Frankfurt: Fischer.

Moser, H. (2019). *Einführung in die Medienpädagogik. Aufwachsen im digitalen Zeitalter* (6. Aufl.). Wiesbaden: Springer VS.

Moskaliuk, J., & Cress, U. (2018). Zukunftstrends Technologie: Vom Web 1.0 zum Web 4.0. In: Schulmanagement – Handbuch 165, Schule 4.0, S. 8–21.

Muuß-Merholz, J. (2019). *Digitale Schule. Was heute schon im Unterricht geht*. Hamburg: ZLL21.

Niegemann, H., Domagk, S., Hessel, S., Hein, A., Hupfer, M., & Zobel, A. (2008). *Kompendium multimediales Lernen*. Heidelberg: Springer.

Postman, Neil. (2009). *Das Verschwinden der Kindheit*. Frankfurt: Fischer.

Puentedura, R. (2012). The SAMR model: Background and exemplars. http://www.hippasus.com/rrpweblog/archives/2012/08/23/SAMR_BackgroundExemplars.pdf. Zugegriffen: 29. Febr. 2020.

Reinmann, Gabi. (2010). Selbstorganisation auf dem Prüfstand: Das Web 2.0 und seine Grenzen(losigkeit). In Kai-Uwe Hugger & Markus Walber (Hrsg.), *Digitale Lernwelten. Konzepte, Beispiele und Perspektiven* (S. 75–89). Wiesbaden: VS Verlag.

Rousseau, Jean-Jacques. (2003). *Emile oder Über die Erziehung*. Paderborn: Schöningh.

Sauter, W. (2015). E-Learning in der Enterprise 2.0. Kompetenzentwicklung von Führungskräften im Prozess der Arbeit und im Netz. *HMD Praxis der Wirtschaftsinformatik* (S. 7–20). Berlin: Springer.

SimNAT Pflege. (2019). Leitlinie Simulation als Lehrmethode. https://simnat-pflege.net/wp-content/uploads/2019/11/2019_11_19_ENDVERSION_SIMNAT_Leitlinie_simulationsbasiertes-Lernen.pdf. Zugegriffen: 8. März 2020.

Siemens, G. (2005). Connectivism: A learning theory for the digital age. http://www.elearnspace.org/Articles/connectivism.htm. Zugegriffen:1. Jan. 2015.

Spitzer, Manfred. (2012). *Digitale Demenz. Wie wir uns und unsere Kinder um den Verstand bringen*. München: Droemer.

Stern, E., Schalk, L., & Schumacher, R. (2016). Lernen. In J. Möller, M. Köller, & T. Riecke- Baulecke (Hrsg.), *Basiswissen Lehrerbildung. Schule und Unterricht. Lehren und Lernen*. Seelze: Klett.

Süss, D., Lampert, C., & Trültzsch-Wijnen, C. (2018). *Medienpädagogik Ein Studienbuch zur Einführung*. Leipzig: Springer VS.

Tulodziecki, G., Herzig, B., & Grafe, S. (2019). *Medienbildung in Schule und Unterricht* (2. Aufl.). Bad Heilbrunn: UTB.

Weinberger, Armin. (2018). Orchestrierungsmodelle und –szenarien technologieunterstützten Lernens. In Silke Ladel, Julia Knopf, & Armin Weinberger (Hrsg.), *Digitalisierung und Bildung* (S. 117–140). Wiesbaden: Springer VS.

Notwendige Kompetenzen von Lehrpersonen in einer digital geprägten Welt

Das Konzept des Lebenslangen Lernens gilt heutzutage auch für Lehrende. Sie müssen sich von der Rolle des allwissenden Pädagogen verabschieden. Lernende benötigen vielmehr Lernprozessbegleiter, die sie unterstützen und zu Leistungen motivieren. Lehrende sollten sich als Akteure des Wandels begreifen (Richardson 2011, S. 226). Sie sollten nicht auf die Nutzung digitaler Medien im Unterricht verzichten, nur weil sie glauben nicht genug medienkompetent zu sein bzw. befürchten, sich vor den Lernenden oder Auszubildenden zu blamieren. Sicherlich ist eine Erweiterung der Wissensbasis und Handlungsfähigkeiten in Bezug auf Medien notwendig, genau wie auch eine regelmäßige Aktualisierung der Unterrichtsinhalte erforderlich ist. Aber mit dem neuen Rollenverständnis der Lehrenden gehört auch eine neue Schulkultur des Miteinander- und Voneinander-Lernens dazu (Bauer et al. 2010, S. 24).

Jugendliche kennen sich möglicherweise in der Handhabung einiger Programme besser aus oder haben bei der technischen Bedienung eine unkompliziertere Einstellung, dafür haben Lehrende medienkritische Kompetenzen. Ein Umgang mit Medien wird vorwiegend in der Anwendung auf informellem Wege erlernt – also auch in der Unterrichtspraxis, in der mit Medien gearbeitet wird. Hierbei lernen in einem konstruktiven Lernprozess Lernende von Lehrenden und umgekehrt. Und technisch versierte Lernende geben ihre Kenntnisse an ihre Kurskollegen weiter (Seufert 2013, S. 521).

Digitale Medien können in vielfältiger Art und Weise sowie in unterschiedlichen Formen für die Bildung genutzt werden. Es ist nicht möglich und auch nicht notwendig, dass jeder Lehrende ein Fachkundiger für alle Medienarten sein kann. Es ist jedoch wichtig, dass jeder Lehrende die Notwendigkeit erkennt digitale Medien miteinzubinden und sich aus den vielseitigen Formen zunächst etwas heraussucht, dass ihn anspricht. Das führt zu einer medienpädagogischen Vielfalt in einem Lehrteam, in das sich Lehrpersonen mit ihren jeweiligen Kompetenzen einbringen und ergänzen können (Tulodziecki 2019, S. 361).

Da die Formen so vielfältig sind, sind auch die notwendigen Kompetenzen, die Unterstützungsformen und die einzunehmenden Rollen so unterschiedlich.

Digitale Medien ermöglichen das konstruktivistisch orientierte, selbstgesteuerte und kooperative Lernen, an das aber zunächst herangeführt werden muss. Eine wachsende Selbstbestimmung im Lernen muss ermöglicht werden. Hier ist es die Kunst als Lehrende das gute Mittelmaß an Unterstützung zu finden: Nicht zu viel fremdbestimmte Vorgabe, um die Motivation der Lernenden nicht zu reduzieren,

© Springer-Verlag GmbH Deutschland, ein Teil von Springer Nature 2020
E. Ortmann-Welp, *Digitale Lernangebote in der Pflege*, https://doi.org/10.1007/978-3-662-61674-1_5

aber auch kein Alleinlassen, da es sonst ebenso zu Frust und Motivationsverlust aufgrund von Überforderung kommen kann.

In den folgenden Unterkapiteln werden zunächst die erforderlichen Wissensarten und Kompetenzen Lehrender bei der Einbindung digitaler Medien in den Bildungskontext vorgestellt. Da die einzunehmenden Rollen und die Unterstützung bei Online- Kursen bzw. Online-Communities z. B. für die Diskussions- und Kooperationsphasen speziell sind, werden diese im zweiten Unterkapitel dargestellt. Abschn. 5.3 stellt motivationsfördernde Maßnahmen dar, die anschließend mit den Tiefenstrukturen des Unterrichts verbunden werden.

> ▶ Es ist wichtig, dass Lehrende sich als Akteure des Wandelns begreifen. Sie sollten nicht auf die Nutzung digitaler Medien im Unterricht verzichten, nur weil sie glauben nicht genug medienkompetent zu sein. Sicherlich ist eine Erweiterung der Wissensbasis und Handlungsfähigkeiten in Bezug auf Medien notwendig, genau wie auch eine regelmäßige Aktualisierung der Unterrichtsinhalte erforderlich ist. Aber mit dem neuen Rollenverständnis der Lehrenden gehört auch eine neue Schulkultur des Miteinander- und Voneinander-Lernens dazu.

5.1 Zusätzlich erforderliche Wissensarten und Kompetenzen Lehrender

Folgende Erweiterung der Wissensbasis und Handlungsfähigkeiten in Bezug auf Medien sollten Lehrende, die eine Orchestrierung vornehmen und vielfältige mediale Lernformen anbieten, aufbauen.

Im englischsprachigen Raum ist das *TPACK-Modell* bekannt. Das Technological Pedagogical Content Knowledge Modell ist erstmalig im Jahre 2008 von Koehler und Mishra beschrieben und zuletzt 2016 im Handbook of Technological Pedagogical Content Knowledge for Educators (Herring et al.) überarbeitet worden.

Das TPACK Modell hebt die komplexen Zusammenhänge zwischen konkreten Inhalten, Pädagogik und Technik hervor und definiert mittels sieben verschiedener Wissensbereiche, was Lehrer heutzutage wissen müssen, um Technologie effektiv in den Unterricht zu integrieren.

Das *technologische Wissen (TK)* beinhaltet das Wissen des Umgangs mit Technologien. Dies beinhaltet alles von PCs, Tablets über das Internet bis hin zu Software-Anwendungen. Hauptbestandteil dieses Wissens ist es jedoch, dass Lehrende mit der Zeit gehen und die stetigen Veränderungen, Entwicklungen und Möglichkeiten der Technologie erkennen und auch umsetzen.

Das *pädagogische Wissen (PK)* bezeichnet das Verständnis über Lehr- und Lern-Prozesse. Das *inhaltliche Wissen (CK)* bezieht sich auf das Fachwissen zu einer Lehrthematik.

Das *pädagogisch-inhaltliche Wissen (PCK)* beinhaltet das Wissen über die Vermittlung eines bestimmten Inhaltes.

Das *technologiespezifische Inhaltswissen (TCK)* bezieht sich auf das Wissen, wie Technologie verwendet werden kann und welche Möglichkeiten sie bietet, um neue Unterrichtsinhalte zu vermitteln.

Das *Technologisch-pädagogisches Wissen (TPK)* bezieht sich auf die Erfordernisse, welche die Technologie als Ermöglicher verschiedener Lehrmethoden mit sich bringt. Es beinhaltet das Wissen wie spezifische Medieneigenschaften genutzt werden können, um fachbezogene Lernprozesse zu unterstützen. Merkmale der einzelnen Medien sollten bekannt sein, denn Lehrende müssen zu der jeweiligen Lernaufgabe das passende Medium aussuchen und bestimmte Maßnahmen treffen, um evtl. Merkmalen der einzelnen Medien gegenzusteuern.

Das *Technologisch pädagogisches Inhaltswissen (TPACK)* bezieht sich auf das Wissen und Verständnis für das Zusammenspiel aller oben genannten Wissensbereiche und für die Komplexität der Beziehungen zwischen

Schülern, Lehrern, Inhalte, Methoden und Technologien.

▶ Das TPACK Modell hebt die komplexen Zusammenhänge zwischen konkreten Inhalten, Pädagogik und Technik hervor und definiert mittels sieben verschiedener Wissensbereiche, was Lehrer heutzutage wissen müssen, um Technologie effektiv in den Unterricht zu integrieren.

Im deutschsprachigen Raum hat sich der Begriff „Kompetenz" etabliert und dieser Begriff ist wesentlich weitreichender als Wissen. Kompetenzen beinhalten die Komponenten Werte, Fähigkeiten, Qualifikationen sowie Wissen und können auch als Handlungsfähigkeit, Mündigkeit oder „Dispositionen selbstorganisierten Handelns" bezeichnet werden (Erpenbeck und Sauter 2013, S. 34). Kompetenzen befähigen zu eigenverantwortlichem Handeln.

Nach Winterhoff- Spurk (1997) benötigen Lehrende eine Medienkompetenz, die sich in drei Ebenen einteilen lässt:

- Technische Medienkompetenz bedeutet, dass die Handhabung von Hard- und Software und die Bedienung der technischen Geräte beherrscht werden.
- Soziale Medienkompetenz schließt die Fähigkeit ein, Informationstechnologien sozialkritisch zu reflektieren und diese als Medien sozialer Kooperation zu nutzen.
- Selbstbezogene Medienkompetenz ist die Befähigung sich aktiv und reflexiv mit den technologischen Medien auseinander zu setzen und sie nach eigenen Interessen zu verwenden.

Zu betonen ist erneut, dass jeder Lehrende auf keinen Fall Fachkundiger oder Experte für alle Medienarten sein muss. Wichtig ist eine Offenheit und eine Einstellung des Miteinander und Voneinander Lernens.

Didaktische bzw. mediendidaktische Kompetenzen sind ebenfalls erforderlich sowie Kenntnisse in der medialen Gestaltung, denn virtuelle Lernumgebungen sollen z. B. motivierend und ansprechend aufbereitet sein. Hier sind Erkenntnisse der Lerntheorien und motivationsfördernde Maßnahmen anzuwenden.

Beim medienunterstützten Präsenzunterricht oder beim Blended Learning ist z. B. zu entscheiden, ob vorhandene Medienangebote, z. B. Videos oder andere Open Educational Ressources genutzt, oder ob eigene Medienprodukte gestaltet werden sollen.

Bei virtuellen Lernumgebungen oder Online-Seminaren sollte z. B. eine Barrierefreiheit eingehalten und die Textschrift nicht zu klein gewählt werden. Bilder und Grafiken sollten genutzt und hierbei passend zur Zielgruppe gewählt werden, damit sich die Lernenden in der Lernumgebung wohlfühlen. Bilder sollten eine gute Qualität besitzen, da eine schlechte Auflösung störend wirkt und den Lernprozess behindern kann. Auf jeden Fall müssen eine Struktur und eine Überschaubarkeit für den Lernenden sichtbar bleiben und die Lehrperson muss als Unterstützer kontaktierbar sein, damit Lernende nicht kognitiv überfordert werden, oder sich allein gelassen fühlen.

Auch eine Informationskompetenz ist notwendig. Lehrende müssen eine effektive Internetrecherche betreiben können, um den Lernenden geeignete Informationen gezielt anzubieten. Natürlich sollten sie die dargebotenen Internetinhalte vorher auch kritisch begutachten können. Die Internetrecherchefähigkeit sollte ebenso im Rahmen der Medienbildung an die Lernenden vermittelt werden.

Eine Kommunikationskompetenz beinhaltet neben einer guten Sozialkompetenz ebenso die Kenntnis über die Wirkung der verschiedenen digitalen bzw. virtuellen Medien.

Bei der textbasierten computervermittelten Kommunikation ist eine gute schriftliche Ausdrucksfähigkeit notwendig (Rautenstrauch 2001, S. 37).

Bei kooperativen Lernformen sind Leitungs- und Moderationsfähigkeiten erforderlich. Die

Lehrenden müssen Diskussionsimpulse setzen, zur Teilnahme motivieren, Rückmeldungen und Feedback geben (Boos et al. 2009, S. 64 f.).

Eine Wissenskonstruktion der Gruppe steuern, indem ein Kooperationsskript erstellt wird und wichtige Hinweise optisch hervorheben, oder auf ungeteilte Informationen hinweisen (Weinberger 2018, S. 125 f.).

Ebenso müssen Sie eine gute Kompetenz im Umgang mit Störungen, die vielfältiger Natur sein können (kommunikative, technische, disziplinarische Störungen, etc.), aufweisen. Lehrende benötigen auch Kenntnisse über das selbstgesteuerte Lernen und ausgeprägte Organisationsfähigkeiten, zudem sollten sie Zeit- und Projektmanagement betreiben können (Katzlinger 2009, S. 252 f.).

> **Übersicht**
> Lehrende sollten mit der Zeit folgende Kompetenzbereiche für eine Bildung in einer digital geprägten Welt aufbauen: Medienkompetenz, die ein technisches Know- How und eine reflexive Handlungsfähigkeit beinhaltet; mediendidaktische Kompetenzen; Informationskompetenz mit einer Internetrecherchefähigkeit; Kommunikationskompetenz und eine gute schriftliche Ausdrucksfähigkeit.

Das Projekt COACTIV zeigte allerdings auf, dass für die erfolgreiche Gestaltung lernwirksamen Unterrichts nicht nur „kognitive" Kompetenzaspekte eines Lehrenden eine Rolle spielen, sondern auch nichtkognitive Kompetenzaspekte, z. B. motivationale Orientierungen, ein Sinnverständnis und die Selbstregulation (Baumert und Kunter 2011).

So liegen auf die Frage, welche nicht-kognitiven Aspekte wichtige Voraussetzungen für Lehrpersonen darstellen, digitale Medien lernwirksam in den Unterricht zu integrieren, erste empirische Hinweise vor. So wurde belegt, dass positive Überzeugungen über den Nutzen digitaler Medien für die Unterstützung von Lehr- und Lernprozessen im Unterricht sowie der Enthusiasmus für das Unterrichten mit digitalen Medien mit den selbsteingeschätzten TPACK-Fähigkeiten von Lehrpersonen zusammenhängen (Krauskopf und Forssell 2013).

Weiter zeigen Studien auf, dass positive Überzeugungen und motivationale Orientierungen damit zusammenhängen, ob Lehrpersonen digitale Medien in ihrem Unterricht einsetzen oder nicht. Darüber hinaus sind diese Voraussetzungen ebenfalls entscheidend, in welchem qualitativen Maße Lehrpersonen in der Lage sind, digitale Medien lernwirksam zur Unterstützung von Unterrichtsprozessen zu nutzen (Ertmer 2005; Kim et al. 2013).

▶ Kognitive Kompetenzen allein sind nicht ausreichend. Wichtig ist eine offene positive Haltung gegenüber digitalen Medien, die auch die Lernenden mitreißt.

Aus diesen Gründen sind in diesem Buch das Kap. 2 über die Gründe für die Integration digitaler Medien in Bildungsprozessen und Kap. 3 mit der Darstellung der Potenziale digitaler Medien so ausführlich dargestellt.

Es ist kontraproduktiv Menschen bzw. in diesem Fall den Lehrenden etwas aufzuzwingen. Wenn etwas mit wenig Lust und Überzeugung durchgeführt wird, wächst der Widerwille und die Qualität einer Tätigkeit wird automatisch geringer.

Wie in Abschn. 5.3 aufgezeigt wird ist es erforderlich, dass Lehrende ebenso motivationsfördernde Interaktionen durchführen. Hierfür sollten Sie zunächst selbst motiviert sein und Spaß an ihrer Tätigkeit haben. Dass es vielfältige Möglichkeiten der praktischen Umsetzung gibt, sodass auch für Jeden etwas dabei ist, verdeutlicht das sechste Kapitel.

Kooperative Online- Formen erfordern weitere Kompetenzen und ermöglichen Lehrenden weitere zusätzliche Rollen einzunehmen.

5.2   Kompetenzen und neue Rollen für Lehrende in kooperativen Online- Lernformen

Während die Einbindung digitaler Medien im Unterricht den Lehrpersonen ermöglicht die Rolle des Unterstützers individueller Lernprozesse einzunehmen, so müssen Lehrende, die einen Online-Kurs oder eine Gruppe, z. B. auf einer Lernplattform, mittels kooperativer digitaler Medien an einem E-Learning Tag betreuen, zusätzliche Aspekte beachten. Sie nehmen die Rolle eines Teletutors, eines Online-Coaches oder eines Online-Moderators ein. Da es sich um keine Face-to Face- Veranstaltung handelt und der Lehrende nicht physisch wahrnehmbar ist, muss sich dieser in der computervermittelten Kommunikation auf eine andere Art bemerkbar machen bzw. in besonderer Weise unterstützen.

Durch technische Kommunikationsmedien wird die kommunikative Reichweite vergrößert. Der wahrscheinlich bedeutsamste Mehrwert bei der Nutzung Neuer Medien, Computer und Internet, ist die räumliche und zeitliche Flexibilisierung. Gerade im Hinblick der heutigen Forderung an die Gesellschaft (u. a. aufgrund der immer geringer werdenden Halbwertzeit des Wissens) lebenslang zu lernen und sein Wissen ständig aktualisieren zu müssen, bieten virtuelle Lernformen große Potenziale u. a. für das Wissensmanagement. Mitglieder einer Berufsgruppe können z. B. weltweit miteinander kommunizieren, ihre Erfahrungen austauschen und auf diese Weise voneinander lernen.

Hier ist es gerade die Aufgabe in der Aus-, Fort- und Weiterbildung die Lernenden in diese Medien einzuführen, damit sie die Potenziale dieser Medien für ihre Kompetenzentwicklung und das Lebenslange Lernen nutzen können. In der Pflegeausbildung sind noch weitere Gründe gegeben: u. a. die Befähigung Telenursing zu betreiben, d. h. als Pflegekraft selbst diese Medien für Beratung und Anleitung zu nutzen.

Die sogenannten CSCL – Arrangements (Computer Supported Collaborative Learning) bieten diverse medientechnische Werkzeuge zur Unterstützung von Kommunikation, Koordination, Kooperation und Kollaboration in Lerngruppen über räumliche und zeitliche Grenzen hinaus an, die in den folgenden Kapiteln jeweils einzeln vorgestellt werden.

Es hat sich gezeigt, dass virtuelle Lernszenarien zum einen ein selbstgesteuertes und flexibles Lernen fördern, zum anderen über kommunikative und kollaborative Prozesse eine Wissenskonstruktion ermöglichen (Arnold et al. 2018, S. 288 f.).

Mithilfe einer Lernplattform, z. B. MOODLE oder ILIAS, kann das kooperative und selbstgesteuerte Lernen „eingeübt" werden, da eine Lernplattform vielfältige Lernangebote und kooperative Aktivitäten vereint.

Wie beim Präsenzunterricht können die Aufgaben von Teletutoren in drei Phasen gegliedert werden (Katzlinger 2009, S. 246):

- Konzeption und Vorbereitung von Präsenz- und Onlinephasen
- Durchführung von Präsenz- und Onlinephasen
- Nachbereitung und Evaluierung von Präsenz- und Onlinephasen

Allerdings sind andere Kompetenzen erforderlich und die Kenntnis mehrerer Theorien sowie Modelle, um spezielle lernförderliche Tätigkeiten vorzunehmen.

Grundsätzlich gibt es zahlreiche virtuelle Kommunikations- und Interaktionsformen, die bezüglich der Zeitkomponente in synchrone (zeitgleich) und asynchrone (zeitversetzt) Medien unterschieden werden können. Eine Videokonferenz unterscheidet sich dabei nicht sehr von einer FtF- Kommunikation, denn hier können auch nahezu alle Hinweisreize des Kommunikationspartners wahrgenommen werden, eine gute Internetverbindung vorausgesetzt. Anders sieht es bei textbasierter Kommunikation aus (z. B. ein Chatroom als synchrones Kommunikationsmedium, oder einem Forum als asynchrones Kommunikationsmedium). Das muss allerdings nicht grundsätzlich einen Nachteil darstellen.

Es hat sich gezeigt, dass je nach Kommunikationszweck reichhaltige Medien (in der viele Hinweisreize der Kommunizierenden offensichtlich sind) nicht immer am geeignetsten sind, denn sie können zu einer Ablenkung von der eigentlichen Aufgabe führen, zu einer Überkomplizierung der Situation (Schwabe 2012, S. 228).

Das Kommunikationsmedium sollte daher bezüglich seiner Merkmalsausprägungen passend zu der jeweiligen Kommunikationsaufgabe ausgewählt werden. Die Media Synchronity Theory von Dennis und Valachich (1999) ist bei dieser Auswahl hilfreich und liefert den theoretischen Hintergrund.

Die Theorie verdeutlicht u. a., dass sich synchrone Kommunikationsmedien wie Chats, für konvergente Prozesse, z. B. für eine Informationsverdichtung, eine gemeinsame Absprache oder Meinungsbildung, besonders gut eignen, da eine unmittelbare Rückmeldung der Gruppenmitglieder oder des Lernbegleiters erfolgen kann.

Für divergente Prozesse, z. B. für Phasen der Informationsübermittlung oder -sammlung, eignen sich wiederum asynchrone Medien, wie z. B. ein Forum, besser. Es ist ein paralleles Arbeiten möglich und die Rückmeldung erfolgt zeitversetzt. Die Beiträge können vorher besser durchdacht und überprüft sowie bei Bedarf auch revidiert werden. Auch sind diese dann nach dem Verschicken länger bzw. dauerhaft verfügbar und können auch zu einem späteren Zeitpunkt nochmal von allen in Ruhe durchgelesen werden. Diese Medien sollten für den Wissenserwerb, Wissensaustausch oder für die Phase der Ideengenerierung gewählt werden (Arnold et al. 2018, S. 293 ff.).

Außerdem hat es sich gezeigt, dass sich die Teilnehmer bei der computervermittelten Kommunikation aufgabenorientierter verhalten und die Partizipation ausgeglichener ist als in der Face-To-Face-Kommunikation. Statusunterschiede und andere Benachteiligungen werden in der textbasierten Kommunikation herausgefiltert. Vorurteile oder Stereotypdenken können dann nicht so einen großen Einfluss nehmen (Döring 2010, S. 166).

Eine soziale Präsenz ist für das Lernen und die Kommunikation wichtig, aber auch bei Online-Lernplattformen und sogar bei der textbasierten Kommunikation, die sich durch eine geringe Anzahl verfügbarer sozialer Hinweisreize auszeichnet, dennoch möglich über sogenannte AwarenessTools, die in diesen Medien integriert sind. Man unterscheidet hierbei zwischen Social Awareness, Activity Awareness und Task Awareness. Diese Werkzeuge können je nach Medium unterschiedlich sein (Schümmer und Haake 2012, S. 86).

Wenn ein Lehrender in diese Medienformen einführt, dann ist die Vereinbarung einer Netiquette empfehlenswert. Rückmeldungen und Feedback zu äußern sind ebenfalls eine der Aufgaben, die Lehrende bei der Betreuung der computervermittelten kommunikativ-kooperativen Lernprozesse vornehmen. Zudem ist die Kenntnis folgender Theorien nützlich, um lernförderlich einwirken zu können:

Garrison et al. (2001) erarbeiteten das Konzept des Community of Inquiry. Dieses besagt, dass beim kooperativen Lernen und bei der Wissenskonstruktion in Gruppen sich drei Elemente förderlich auswirken: Die *Cognitive Presence, die Social Presence und die Teaching Presence:*

Die *Cognitive Presence* umfasst die Tätigkeiten der inhaltlichen Gestaltung durch die Lehrenden und wird bei den Lernenden durch die Wissenskommunikation, die gedankliche Auseinandersetzung mit der Thematik und einer kritischen Reflexion aufgebaut.

Die *Social Presence* wird erreicht, wenn die Kommunizierenden sich als reale Personen wahrnehmen und ihr persönlicher Charakter die Lerngemeinschaft bzw. den innerhalb der Community geführten Diskurs unterstützt. In virtuellen Diskussionen kann diese soziale Präsenz beispielsweise durch persönliche Profile mit Fotos der Teilnehmer gefördert werden.

Der Lehrende bleibt als Unterstützer im Hintergrund und gibt Impulse, z. B. in Diskussionen, oder Rückmeldungen. Auf diese Weise wird dieser persönlich wahrgenommen und die Lernleistung wird gefördert (Boos et al. 2009, S. 91).

Eine Besonderheit gibt es allerdings für Lehrende in ihrer sozialen Präsenz bei der Zusammenarbeit mit Kooperativen Editoren bzw. dem Application Sharing, dem gemeinsamen ortsunabhängigen Erstellen von Artefakten, wie z. B. Dateien, Präsentationen, digitale Pinwände etc., zu beachten: Hier konnten Bradner und Mark (2001) aufzeigen, dass bei den Teilnehmern Bewertungsangst, eine soziale Hemmung und ein Gefühl des Beobachtet Werdens allein durch die Anwesenheit des Lehrenden ausgelöst wird und dieses dann zu einer schlechteren Leistung führt. Es reichte hierbei sogar nur ein Video- Standbild des Lehrenden.

Die *Teaching Presence* beschreibt die wichtige Unterstützung durch Lehrende, mit der die vorhandenen Potenziale kooperativer virtueller Lernformen optimal ausgeschöpft werden können. Hierfür müssen drei Komponenten umgesetzt werden: Der Bereich Design und Organization umfasst die Konzeption und Gestaltung der Lernszenarien. Der Bereich Facilitating Discourse umfasst die den Diskurs unterstützenden Aktivitäten. Die Direct Instruction betont die Wichtigkeit, die Lernenden auch fachlich kompetent zu fördern (Garrison et al. 2001, S. 89 ff.; Boos et al. 2009, S. 110 f.). Diese drei förderlichen Präsenzelemente sind auch in aktuellen Studien in ihrer Wichtigkeit bestätigt worden (u. a. Kozan 2016).

Diese „*Teaching Presence*" eines Teletutors und Online-Moderators kann auch in unterschiedliche Aufgaben bzw. in fünf Rollen unterteilt werden, damit das Lernen in Online-Kursen und der Moderationsprozess strukturiert und erfolgreich durchgeführt werden können (Bett und Gaiser 2010, S. 4 f.).

- Die *organisatorisch- administrative Rolle:* z. B. Zeitpläne festlegen; Fragen zur Kursbelegung beantworten; die Einteilung der Lerngruppen vornehmen; Ziele und Zeitpläne festlegen; Kooperationsskripts für die Nutzung digitaler kooperativer Editoren erstellen; darauf achten, dass bei Diskussionen alle zu Wort kommen

- *Inhaltlich- fachbezogene Betreuung:* z. B. Kursmaterialien den Lerninhalten anpassen; Fachwissen über das vermittelte Lernthema vermitteln; Unterstützung beim Lösen von Lernaufgaben; Lernmaterialien aktualisieren; inhaltliche Auseinandersetzung initiieren; Diskussion in Gang halten durch Einbringen von verschiedenen Ansichten und Lernimpulsen; kurze Zusammenfassungen über den Diskussionsstand einstellen
- *Didaktisch- methodische Rolle:* z. B. eine Diskussion geschickt eröffnen; Themenbereiche strukturieren; verschiedene Methoden einsetzen; Lernaufgaben anbieten; Verständnisfragen stellen
- *Motivational- emotionale Rolle:* Gruppenidentität fördern; soziale Präsenz stärken- falls möglich, zu Beginn eine Kick-Off- Präsenzveranstaltung zum Kennen lernen organisieren, sonst Zeit einplanen für persönliche Vorstellungsrunde und Fotos der Teilnehmer einstellen lassen mit persönlichem Steckbrief; Kommunikationsregeln/Netiquette gemeinsam erstellen; den Kommunikationsstil prägen durch Vorbildfunktion; einen offenen und umgangssprachlichen Ton verwenden; Benutzen von Emoticons; persönliches Klima schaffen durch Einbringen ansprechender und humorvoller Äußerungen; Diskussionen anregen; zur aktiven Teilnahme namentlich auffordern; auf Wortwahl und Stimmung der Gruppe achten, Rückmeldungen zeitnah geben; Teilnehmer in die Betreuungsfunktionen mitein beziehen, sodass diese selber zu lehrenden Akteuren werden
- *Technische Betreuung:* Einführung in das mediale Lernangebot, technische Unterstützung und Ansprechpartner bei technischen Schwierigkeiten sein (Bett und Gaiser 2010, S. 5 f.; Arnold et al. 2018, S. 293 f.).

Diese unterschiedlichen Aufgaben bei der Betreuung von Gruppenprozessen können dann noch der jeweiligen Entwicklungsstufe der Lerngruppe angepasst werden.

Hier hat sich das *Modell der Gruppenentwicklung in virtuellen Seminaren von Salmon* (2000) als hilfreich erwiesen.

In jeder der fünf Phasen haben Lernende andere Bedürfnisse und nehmen andere Lernaktivitäten auf. Die Lehrenden müssen sowohl den technischen Support als auch die pädagogischen und mediendidaktischen Maßnahmen danach ausrichten.

In der ersten Phase *(Zugang und Motivation)* erfolgt die technische Einweisung in das Kommunikationsmedium und die Motivationsfördernden Maßnahmen zur Teilnahme. Es muss u.a die oben genannte Motivational- emotionale Rolle eingenommen werden.

In der zweiten Phase *(Online Sozialisation)* werden auf technischer Ebene Beiträge gesendet und empfangen. Didaktisch werden die Lernenden in das Online- Lernen inhaltlich eingeführt, der Lehrende fungiert als Teambildner und versucht eine soziale Präsenz aufzubauen, indem eine vermittelnde Rolle eingenommen und über kulturelle und soziale Schranken hinweg geholfen wird.

In der dritten Phase *(Informationsaustausch)* unterstützen die Teletutoren bzw. E-Moderatoren diesen technisch und inhaltlich. Es wird die Grundlage für die Wissenskonstruktion gebildet, indem die Lernenden ein gemeinsames Verständnis im Themenbereich aufbauen.

Die vierte Phase *(Wissenskonstruktion)* erfordert eine feinfühlige Unterstützung. Die E- Moderatoren fassen Beiträge kurz zusammen und verknüpfen divergierende Diskussionsstränge. Außerdem ermöglichen sie webbasierte Kooperation.

In der letzten Phase *(Ergebnispräsentation und Entwicklung)* werden eventuelle Lernergebnisse zur Diskussion gestellt und es werden Hinweise auf Ressourcen außerhalb der Lernplattform gegeben, um das Thema bzw. Wissen weiter zu vertiefen. Es werden auch Aufgaben erstellt, die zum Selbstgesteuerten Lernen anregen und weitere Lernziele werden geplant (Salmon 2000, S. 25 ff.; Arnold et al. 2018, S. 289 f.).

Fazit

Dieses Kapitel ist äußerst wichtig, wenn Online- Kurse oder E-Learning Tage durchgeführt werden. Viele Lehrende glauben, dass es sich um ein rein selbstgesteuertes Lernen handelt. Natürlich sind selbstgesteuerte Lernelemente enthalten, aber es findet eine Mischung mit kooperativem Lernen statt. Unterstützung nach Maß und nach genutztem Medium der Lehrenden ist immens wichtig, denn sonst ist eine entstehende Abneigung gegen diese Lernformen bei Lernenden nicht verwunderlich. Lehrende müssen verschiedene Rollen einnehmen und ihre medienpädagogischen Maßnahmen nach unterschiedlichen Phasen ausrichten. ◄

5.3 Motivationsfördernde Interaktionen

Grundsätzlich ist es wichtig motivationsfördernde Maßnahmen als Lehrender durchzuführen. Bereits in den achtziger Jahren entwickelte John Keller ein Instruktionsdesignmodell, das Strategien zur systematischen und gezielten Förderung der Motivation der Lernenden enthält: das ARCS-Modell (Keller 1987 und 2010), das in Bezug auf die jeweiligen Maßnahmen mit der Zeit immer erweitert wurde. Es werden vier Hauptkategorien der Motivierung unterschieden, nach deren Anfangsbuchstaben das Modell benannt ist: Aufmerksamkeit (attention), Relevanz (relevance), Erfolgszuversicht (confidence) und Zufriedenheit (satisfaction).

Attention (Aufmerksamkeit) erlangen: Der erste Schritt jeder Lernmotivierung besteht darin, die Aufmerksamkeit bzw. das Interesse des Lerners zu erlangen und aufrechtzuerhalten. Neugier, Reizsuche und ähnliche Faktoren spielen hierbei eine wichtige Rolle. Virtuelle Lernumgebungen sollen z. B. Neugier und Interesse anregen; Lernaufgaben sollten angeboten werden, die ansprechend gestaltet sind, tiefgehende Rückmeldungen geben, einen Bezug zur Lebenswelt der Lernenden nehmen und eine Irritation durch Konfrontation mit Fragen, Problemen oder widersprüchlichen Ereignissen (z. B. Inquiry Arousal) auslösen; bei Kommunikationsprozessen, z. B. Forumsdiskussionen, sollte zum Diskutieren durch eine Impulsgebung angeregt werden.

Relevance (Relevanz) bzw. Bedeutsamkeit des Lehrstoffs vermitteln: Die Lernzielorientierung zur Steigerung der intrinsischen Motivation; Hinweise auf Wichtigkeit der Lerninhalte bzw. des medialen Angebots geben; verdeutlichen, dass z. B. E-Learning- Tage eine intensive Auseinandersetzung mit den Lerngegenständen ermöglichen; Bezug zu Erfahrungen bzw. Werten der Lernenden herstellen;

Confidence (Erfolgszuversicht) schaffen: positive Erfolgserwartung fördern und Gelegenheiten für Erfolgserlebnisse bieten, z. B. durch Erläuterung von Kriterien für Tests oder Lernaufgaben; Rückmeldungen geben; Vorwissen der Lernenden berücksichtigen; individuelle Lernwege ermöglichen z. B. durch Abbruch, Überspringen, Zurückblättern und Wahl der Lerninhalte (Marx 2007, S. 49 f.).

Satisfaction (Zufriedenheit) fördern: Übungen, die die Anwendung neu erworbenen Wissens ermöglichen; gute Strukturierung der Lernangebote; Lernmaterialien aktualisieren; Abwechslung durch Auflockerungen oder Spielangebote, die aber nicht interessanter sein sollten als das eigentliche Lernangebot und die frei wählbar sein müssen; positiv formulierte, respektvolle Rückmeldungen; positive Emotionen fördern durch den Aufbau einer sozialen Präsenz (Awareness-Tools, Emoticons, offener und umgangssprachlicher Ton, persönliche Ansprache) (Marx 2007; Niegemann et al. 2008, S. 370 ff.).

Als Lehrende ist ebenfalls die Kenntnis über die Tiefenstrukturen des Unterrichts essenziell.

Als Tiefenstrukturen werden die auftretenden Prozesse der Interaktion zwischen Lernenden und Lehrenden, den Lernenden untereinander oder der Lernenden mit dem Lernstoff bezeichnet. Diese Tiefenstrukturen besitzen mehr Erklärungskraft für die Lernzuwächse bei den Lernenden als die Oberflächenstrukturen, z. B. Unterrichtsmethoden.

Es werden drei Basisdimensionen der Tiefenstrukturen des Unterrichts definiert – *die kognitive Aktivierung, die Klassenführung und die konstruktive Unterstützung.* Diese Dimensionen bzw. Merkmale des Unterrichts sind durch zahlreiche Studien belegt worden und stellen eine sehr gute Voraussetzung dar, um das Lernen und die Entwicklung der Lernenden zu fördern (Holzberger und Kunter 2016, S. 45).

Bei der *Klassenführung* geht es um die Koordination und Steuerung des Unterrichtsgeschehens. Die *konstruktive Unterstützung* kann in die kognitive und emotionale Unterstützung eingeteilt werden. Diese kann z. B. durch Lob, Humor sowie Fürsorglichkeit der Lehrkraft erfolgen. Eine kognitive Unterstützung zeichnet sich z. B. durch eine Zielklarheit, durch Rückmeldungen und durch eine inhaltliche Kohärenz sowie sprachliche Verständlichkeit aus.

Eine *kognitive Aktivierung* kann z. B. mit Aufgaben, die anspruchsvolle Lösungsprozesse erfordern, erreicht werden. Ebenso stellen ein Diskurs, eine Aktivierung des Vorwissens zur Unterrichtsthematik und eine Relevanz und ein Lebensbezug zu den Unterrichtsinhalten ein kognitives Anregungspotenzial dar.

Die Ziele bzw. Maßnahmen der drei Dimensionen der Tiefenstrukturen sowie die passenden Interventionen zu den vier Hauptkategorien des ARCS- Modells sind in vielen Anteilen identisch, wie folgende Zuordnungstabelle verdeutlichen soll (Siehe Tab. 5.1).

Tab. 5.1   Das ARCS-Modell kombiniert mit den drei Dimensionen der Tiefenstrukturen des Unterrichts (eigene Darstellung)

	Kognitive Aktivierung	Konstruktive Unterstützung (kognitiv und emotional)	Klassenführung
Aufmerksamkeit erlangen	Abwechslung durch ansprechende Gestaltung; ansprechende Lernaufgaben, die einen Bezug zur Lebenswelt der Lernenden haben und für diese relevant sind; Diskussionen anregen durch Impulsgebung		Ablenkungen vermeiden (z. B. keine überladene Gestaltung; gute Usability) Auch in virtuellen Lernumgebungen als Lehrender präsent und erreichbar sein; Unterstützung anbieten; bei Diskussionen einzelne Lerner direkt ansprechen
Relevanz vermitteln		Aussagen zu den Zielen und zur Nützlichkeit/Wichtigkeit der medialen Lernangebote geben	
Confidence fördern		Wahlmöglichkeiten zum Lerntempo und Lernweg anbieten; autonomieunterstützende Interventionen wie Lernerkontrolle; Angabe des notwendigen Vorwissens, der Lernziele und der Bewertungskriterien; Überblick über die Struktur des Lernangebotes schaffen; zwischenzeitliche Rückmeldungen bei kommunikativ- kooperativen Aufgaben; bei Diskussionen evtl. Kurzzusammenfassung geben	
Satisfaction fördern		positiv formulierte Rückmeldungen, Feedback; Nutzen von Emoticons; persönliche Ansprache; authentisches Lob, wertschätzender Umgang miteinander, Beachten der Netiquette; hilfreiche Rückmeldungen bei Fehlern; soziale Präsenz stärken durch Nutzung von Awareness-Tools	gute Strukturierung der Lernangebote; Koordination durch Skripts mit Zeitvorgabe; Forendiskussionen evtl. durch Bildung neuer Threads sortieren; kompetente und zeitnahe Rückmeldungen bei (u. a.techn.) Problemen

Fazit

Zusätzliche Kompetenzen und Wissensarten sollten Lehrende für die Bildung in einer digital geprägten Welt aufbauen. Allerdings ist auch bei Lehrenden ein Lebenslanges Lernen gegeben. Jeder Lehrende beginnt mit dem Einsatz eines unterschiedlichen digitalen Tools, welches ihn anspricht. Denn Motivation und eine positive Einstellung sind genauso wichtig. Für die Lernenden ist es auch bereichernd, wenn jeder Lehrende eine etwas andere Methodik bzw. andere digitale Medien anwendet. Die Vielfalt ist groß.

Für Online- Kurse und E-Learning Tage müssen zusätzliche zu erfüllende medienpädagogische Maßnahmen berücksichtigt werden.

Motivationsfördernde Interaktionen sind für Lehrende generell wichtig. Das ARCS-Modell liefert hierbei wichtige Aspekte. Problemlos lassen sich diese den Tiefenstrukturen des Unterrichts zuordnen. ◄

Literatur

Arnold, P., Kilian, L., Thillosen, A., & Zimmer, G. (2018). *Handbuch E-Learning. Lehren und Lernen mit digitalen Medien* (5. Aufl.). Bielefeld: Bertelsmann.

Bauer, H. G., Brater, M., Büchele, U., Dufter-Weis, A., Maurus, A., & Munz, C. (2010). *Lern(prozess)begleitung in der Ausbildung*. Bielefeld: Bertelsmann.

Baumert, J., & Kunter, M. (2011). Das Kompetenzmodell von COACTIV. In M. Kunter, J. Baumert, W. Blum, U. Klusmann, S. Krauss, & M. Neubrand (Hrsg.), *Professionelle Kompetenz von Lehrkräften: Ergebnisse des Forschungsprogramms COACTIV* (S. 29–53). Waxmann: Münster.

Bett, K., & Gaiser, B. (2010). E- Moderation. http://www.e-teaching.org/lehrszenarien/vorlesung/diskussion/e-moderation.pdf. Zugegriffen: 20. Febr. 2020.

Boos, M., Müller, A., & Cornelius, C. (2009). *Online- Moderation und Tele- Tutoring*. Stuttgart: Kohlhammer.

Bradner, E., & Mark, G. (2001). Social presence with video and application sharing. In: Conference on Supporting Group Work: Proceedings of the 2001 International ACM SIGGROUP Conference on Supporting Group Work. http://citeseerx.ist.psu.edu/viewdoc/summary?doi=10.1.1.418.1489. Zugegriffen: 23. März 2019.

Dennis, A., & Valachich, J. (1999). Rethinking Media Richness: toward a Theory of Media Synchronicity. *Proceedings of HICSS, 32*, 1–10.

Döring, N. (2010). Sozialkontakte online: Identitäten, Beziehungen, Gemeinschaften. In W. Schweiger & K. Beck (Hrsg.), *Handbuch Online- Kommunikation* (S. 159–183). Wiesbaden: Verlag für Sozialwissenschaften.

Erpenbeck, J., & Sauter, W. (2013). *So werden wir lernen! Kompetenzentwicklung in einer Welt fühlender Computer, kluger Wolken und sinnsuchender Netze*. Heidelberg: Springer.

Ertmer, P. A. (2005). Teacher pedagogical beliefs: The final frontier in our quest for technology integration? *Educational Technology Research and Development, 53*, 25–39.

Garrison, D. R., Anderson, T., & Archer, W. (2001). Critical Inquiry in Text-Based Environment: Computer Conferencing in Higher Education. https://coi.athabascau.ca/. Zugegriffen: 2. März 2019.

Herring, M., Koehler, M., & Mishra, P. (2016). *Handbook of Technological Pedagogical Content Knowledge (TPACK) for educators*. New York: Routledge.

Holzberger, D., & Kunter, M. (2016). Unterricht aus der Perspektive der Pädagogischen Psychologie und der empirischen Unterrichtsforschung. In: Basiswissen Lehrerbildung: Schule und Unterricht Lehren und Lernen. Bad Langensalza: Beltz.

Katzlinger, E. (2009). Online- tutoring. In Ludwig Issing & P. Klimsa (Hrsg.), *Online- Lernen* (S. 243–254). München: Oldenbourg.

Keller, J. (1987). Development and use of the arcs model of instructional design. http://ocw.metu.edu.tr/pluginfile.php/8620/mod_resource/content/1/Keller%20Development%20%20Use%20of%20ARCS.pdf. Zugegriffen: 17. Jan. 2020.

Keller, J. (2010). *Motivational design for learning and performance: The ARCS model approach*. Heidelberg: Springer.

Kim, C., Kim, M. K., Lee, C., Spector, J. M., & DeMeester, K. (2013). Teacher beliefs and technology integration. *Teaching and Teacher Education, 29*, 76–85.

Koehler, M., & Mishra, P. (2008). Introducing TPCK. In J. A. Colbert, K. E. Boyd, K. A. Clark, S. Guan, J. B. Harris, M. A. Kelly, & A. D. Thompson (Hrsg.), *Handbook of technological pedagogical content knowledge for educators* (S. 1–29). New York: Routledge.

Kozan, K. (2016). A comparative structural equation modeling investigation of the relationships among teaching, cognitive and social presence. *Online Learning, 20*(3), 210–227. https://coi.athabascau.ca/publications/coi-papers/. Zugegriffen: 23. März 2019.

Krauskopf, K., & Forssell, K. (2013). I have TPCK!— What does that mean? Examining the external validity of TPCK self-reports. In R. McBride &

M. Searson (Hrsg.), *Proceedings of Society for Information Technology & Teacher Education International Conference 2013* (S. 2190–2197). AACE: Chesapeake.

Marx, J. (2007). *Motivationale Aspekte beim E-Learning.* Saarbrücken: VDM.

Niegemann, H., Domagk, S., Hessel, S., Hein, A., Hupfer, M., & Zobel, A. (2008). *Kompendium multimediales Lernen.* Heidelberg: Springer.

Rautenstrauch, C. (2001). *Tele- Tutoren Qualifizierungsmerkmale einer neu entstehenden Profession.* Bielefeld: Bertelsmann.

Richardson, W. (2011). *Wikis, Blogs und Podcasts. Neue und nützliche Werkzeuge für den Unterricht.* Überlingen: TibiaPress.

Salmon, Gilly. (2000). *E-Moderating. The key to teaching and learning online.* London: Kogan Page.

Schwabe, G. (2012). Medienwahl. In J. Haake, G. Schwabe, & M. Wessner (Hrsg.), *CSCL-Kompendium 2.0* (2. Aufl., S. 225–233). München: Oldenbourg.

Schümmer, T., & Haake, J. (2012). Kommunikation und Awareness. In J. Haake, G. Schwabe, & M. Wessner (Hrsg.), *CSCL- Kompendium 2.0* (2. Aufl., S. 84–96). München: Oldenbourg.

Seufert, S. (2013). Kompetenzentwicklung von Lehrpersonen im Kontext digitaler Medien: Verzahnung von formellen und informellen Lernen. In Sabine Seufert & Christoph Metz-ger (Hrsg.), *Kompetenzentwicklung in unterschiedlichen Lernkulturen* (S. 521–529). Eusl: Paderborn.

Tulodziecki, G., Herzig, B., & Grafe, S. (2019). *Medienbildung in Schule und Unterricht* (2. Aufl.). Bad Heilbrunn: UTB.

Weinberger, A. (2018). Orchestrierungsmodelle und – szenarien technologieunterstützten Lernens. In Silke Ladel, Julia Knopf, & Armin Weinberger (Hrsg.), *Digitalisierung und Bildung* (S. 117–140). Wiesbaden: Springer VS.

Winterhoff-Spurk, P. (1997). Medienkompetenz: Schlüsselqualifikation der Informationsgesellschaft? *Medienpsychologie, 3,* 182–190.

Praktische Umsetzung digitaler Lernarrangements

In diesem Kapitel werden konkrete digitale Medienangebote vorgestellt. Zunächst wird die jeweilige Form digitaler Lehr-Lernszenarien oder das digitale Medium beschrieben und es wird erläutert für welches Lernziel es eingesetzt werden kann. Außerdem werden die technischen Voraussetzungen sowie die notwendigen Rahmenbedingungen geklärt.

Anschließend werden, falls vorhanden, aktuelle Forschungen bzw. Studien zu diesem Angebot aufgezeigt. Es wird geklärt auf welche Weise dieses digitale Lernangebot lernförderlich ist bzw. zum Lerngewinn oder zur Kompetenzentwicklung beiträgt.

Ebenfalls werden Beispiele für konkrete didaktische Lernarrangements geliefert. Notwendige Unterstützungsmaßnahmen, auftretende Hürden und Herausforderungen werden angesprochen und es wird aufgezeigt, wie diese vermieden bzw. optimiert werden können.

Vorgestellt werden allerdings die Medien und Tools, die entweder kostenlos zur Verfügung stehen, oder in einem erschwinglichen finanziellen Rahmen liegen, ähnlich den typischen Anschaffungen einer Lehrkraft für die Unterrichtsvorbereitung. Hier ist insofern ein Umdenken erforderlich, dass es heutzutage aufgrund der stets geringeren Halbwertzeit des Wissens wenig Sinn macht sich viele Bücher anzuschaffen. Stattdessen sollte lieber ein Upgrade für eine Software erworben werden. Nicht detailliert angesprochen wird daher kostspielige Software und Programmierungen, die den Einsatz einzelner Unternehmen erfordern.

Diese Lektüre soll Lehrenden Ideen und Impulse für die Umsetzung liefern, die nicht mit großem Aufwand verbunden und leicht umzusetzen sind.

Die aufgezeigten praktischen Beispiele sind aus dem Unterricht in verschiedenen Kursen der Aus-, Fort- und Weiterbildung der Pflege- und Gesundheitsberufe.

Außerdem wird zur Impulsgebung Bezug genommen auf die aktuellen Rahmenpläne der Fachkommission (2019) nach § 53 PflBG.

Digitale Medien bieten eine mannigfaltige Erweiterung der Möglichkeiten und im Präsenzunterricht gilt es analog sowie digital pragmatisch zu mischen und zu kombinieren. Dank des Internets kann sozusagen die Welt in den Klassenraum geholt werden. Im Präsenzunterricht sollte auch eine Vorstellung der im Beruf genutzten digitalen Hilfsmittel erfolgen. Ebenso gilt es eine Medienbildung durchzuführen.

Auch wenn eine Einweisung im Präsenzunterricht Sinn macht, so sollte die Nutzung der kooperativen Editoren und der verschiedenen Kommunikationstools wie Forum, oder Online-Konferenzräume an E-Learning Tagen eingeübt werden. So wird eine Selbsterfahrung ermöglicht und das zukünftige Ziel, u. a. auch nach der Ausbildung Telenursing oder Online-Beratungen durchzuführen, kann auf diese Weise besser erreicht werden. Ein E-Learning Tag sollte sowohl Selbstlern- als auch Kooperative Lernphasen beinhalten.

Eine Lernplattform bündelt zahlreiche Tools und ermöglicht eine strukturierte Darbietung von Inhalten. Es bietet sich für Ausbildungs- und Weiterbildungskurse an, da die Teilnehmer dieser Kurse dann einen zusätzlichen virtuellen Kursraum haben, in dem sie sich auch in der Praxiszeit austauschen, selbstbestimmt die zusätzlichen Lernangebote nutzen und E-Learning Tage durchführen können. Für einzelne Fortbildungstage ist der administratorische Aufwand zu hoch. Hier gibt es Alternativen, z. B. für das Zur Verfügung stellen von digitalen Dateien bzw. Ordnern. Diese Möglichkeiten werden u. a. im nächsten Kapitel erläutert.

6.1 Präsenzunterricht mit digitalen Medien

Neben dem arbeitsorientierten, fachpraktischen Unterricht in simulativen Lernumgebungen, wie z. B. einem Skillslab mit Simulationsrobotern, gibt es auch für den „theoretischen" Präsenzunterricht zahlreiche Möglichkeiten für die Integration digitaler Medien.

Für die Informationsbeschaffung gibt es mehr Möglichkeiten als je zuvor. So können Gruppen- und Projektarbeiten, die Bearbeitung von Fällen oder Problemorientiertes Lernen optimal umgesetzt werden. Es ist nicht mehr nötig als Lehrender unzählige Seiten zu kopieren. Es gilt nur zu Anfang eine Internetrecherchefähigkeit bei den Lernenden aufzubauen.

Lernergebnisse können wesentlich vielfältiger produziert werden. Mit kooperativen Editoren können u. a. digitale Dateien, Pinwände, WIKIs oder Websites erstellt, ebenso Blogs oder Videos produziert werden. Lernende werden auf diese Weise von eher passiven Empfängern zu aktiven Lernenden. Sie können sich ausprobieren, erwerben Medienkompetenz und können Talente einbringen und entfalten, von denen sie selbst und die Lehrenden vorher nichts ahnten.

Diese Gruppenartefakte können dann auf die interaktive Tafel übertragen werden. Hier kann der Lehrer oder die Kurskollegen ggf. noch zusätzliche Ergänzungen oder Optimierungen vornehmen. Die digitalen Gruppenergebnisse könnten z. B. aber auch auf der schuleigenen Homepage veröffentlicht werden.

Ebenso ist es einfacher denn je sich mit Kursen aus anderen Ausbildungsstätten auszutauschen, deutschland- oder weltweit, und hier ebenfalls eine gegenseitige Präsentation der erstellen Lernergebnisse durchzuführen.

Für Lernende, die evtl. nur klassischen Unterricht gewohnt sind, ist das aktive und selbstbestimmte Lernen ebenfalls neu. Am Anfang sagen diese häufig, dass es anstrengender ist, aber auch, dass die Lernzeit viel schneller vergeht (Muuß-Merholz 2019, S. 29).

Lehrende können, wie in dem Beispiel aus Abschn. 4.3. verdeutlicht – das Anleitungsvideo für die Sezierung von Schweineherzen – dank digitaler Medien die einzelnen Lernenden besser unterstützen. Es ist zwar einmalig etwas zeitaufwendiger das Lehrvideo zu erstellen, aber es kann immer wieder eingesetzt bzw. genutzt werden und entlastet die Lehrkraft vom Input. Stattdessen kann diese die Rolle des Unterstützers, des wandelnden Ratgebers einnehmen.

Es stehen ebenfalls genügend Lehrvideos im Internet zur Verfügung. Hier verändert sich die Unterrichtsvorbereitung des Lehrenden insofern, dass er die im Internet zur Verfügung stehenden freien Bildungsressourcen auf Nutzungsmöglichkeiten begutachten und mit einbeziehen sollte. Die immer geringer werdende Halbwertzeit des Wissens gilt auch für Bücher. Eine Aktualität der Unterrichtsinhalte ist wichtiger denn je geworden.

Die Inverted oder Flipped Classroom Methode ermöglicht für den einzelnen ein selbstgesteuertes individuelles Lernen. Falls etwas vom Videoinhalt nicht verstanden wurde, kann zurückgespult werden. Integrierte Übungen im Video intensivieren die kognitive Verarbeitung. Im Präsenzunterricht können wiederum Fragen zur erarbeiteten Thematik geklärt und Inhalte vertieft werden, durch Fallarbeit oder gemeinsamer Diskussion, etc.

Natürlich ist es bei einigen Themen, wie z. B. bei komplexen physiologischen Vorgängen, notwendig als Lehrkraft eine direkte Instruktion durchzuführen. Zum zusätzlichen Verständnis können Bilder, Videos oder 3D- Animationen genutzt werden.

Nach der direkten Instruktion ist eine Lernsicherung erforderlich, die mittels digitaler Tests und Übungen durchgeführt werden sollte. Neben der Stärkung der Medienkompetenz werden Lernende auf diese Weise auf die neuen Online-Fortbildungsformen vorbereitet. Wie schon in Abschn. 3.2. erwähnt, sind Programme generell geduldig, geben sofort Rückmeldungen, lassen nicht mit sich verhandeln und nehmen nichts persönlich. Lehrer werden in ihrer Kontrollfunktion entlastet und können mehr Energie z. B. in ihrer Rolle als Unterstützer individueller Lernprozesse investieren (Muuß-Merholz 2019, S. 40). Es gibt noch weitere Vorteile, die im Kapitel Learning Apps und digitale Tests erläutert werden.

▷ **Tipp**

- Informationsrecherche im Internet
- Lernsicherung mit digitalen Tests und Apps
- Statt Papier und Karteikarten, multimediales Lernen, aktive Erstellung von Videos, Websites, oder Wikis
- Nutzung von digitalen kooperativen Editoren
- selbstgesteuertes Lernen mit der Inverted oder Flipped Classroom- Methode

Ein Ende der Kopierschlachten

Nicht nur aus ökologischen Gründen sollte man die Vielzahl der anfallenden Kopien überdenken. Noch immer werden häufig PowerPoint-Unterrichtspräsentationen oder Skripte mit Internetlinks als Kopie an die Teilnehmer ausgedruckt. Dass diese dann die Internetlinks abtippen und sich ansehen, ist mehr als unwahrscheinlich. Vorteilhafter ist es die Skripte als pdf-Datei abzuspeichern und diese den Teilnehmern in digitaler Form zur Verfügung zu stellen. So können die Teilnehmer diese digitalen Skripts als Lernsicherung inklusive der Links, die sich einfach durch das Anklicken

öffnen und lesen lassen, bearbeiten und verinnerlichen. Zudem sind diese Dateien mit den hilfreichen Verlinkungen auch in der Praxis schnell greifbar, denn das Smartphone hat man heutzutage immer mit.

Falls eine Lernplattform zur Verfügung steht, können Dateien einfach hier abgespeichert werden. Aber es gibt auch andere Möglichkeiten:

Die als pdf- Format gespeicherte Datei kann der Lehrende in einem Cloudspeicher ablegen (z. B. im Google Drive Ordner) und den Link zu diesem Speicherort als QR- Code generieren, sodass dieser mit Smartphones einfach von den Teilnehmern „abfotografiert" und anschließend die geöffnete Datei auch abgespeichert werden kann.

Der Link zu der freigegebenen Datei wird in einen QR Code Generator über Copy and Paste eingegeben. Das kostenlose Tool „QR Code Monkey" kann sogar ein Bild oder das Schullogo in den erstellten QR-Code einfügen.

Die Lernenden wiederum benötigen einen QR Code Reader, der kostenlos im Play Store heruntergeladen werden kann. Einige Smartphones haben den QR Code Reader in der Kamera integriert. Da lediglich die Links zu dem freigegebenen Ordner der Lehrkraft verschickt werden, wird auch nicht der Datenschutz der Lernenden verletzt.

Es ist auch möglich mehrere Dateien freizugeben. Diese werden zunächst in einem Ordner abgelegt und der ganze Ordner kann nun von der Lehrkraft freigegeben werden.

Weitere Vorteile gegenüber dem Papierausdruck sind, dass z. B. Bilder besser erkennbar sind, da diese auch angezoomt werden können. Zudem kann in pdf- Dateien über das Suchfenster (bei Smartphones über die Lupenfunktion und bei PCs über den Kurzbefehl STRG und F zu öffnen) gezielt nach Begriffen im Text geschaut werden. Man wird nach Betätigen der Enter- Taste zu der entsprechenden Textstelle mit dem gesuchten Begriff hingeführt.

Mit einem pdf- Editor können pdf- Dateien bearbeitet werden, hier z. B. Markierungen und Notizen vorgenommen werden.

▶ Skripte aus Power-Point- Präsentationen oder Dokumente mit vielen Links statt Ausdrucken besser auf der Lernplattform oder auf einem virtuellen Speicher (z. B. Google Drive) ablegen; der Link zu dem Speicherort kann als QR- Code generiert werden.

Augmented Reality in der Pflegeschule
Da viele Schulen, insbesondere Bildungsinstitute für Gesundheitsberufe, über zahlreiche Ausstellungsschränke mit anatomischen Modellen oder Plastinaten verfügen, können hierzu passende Informationen mittels QR-Codes geliefert werden. Wie bereits beschrieben codieren diese Codes eine Webadresse, die mit einer QR- Reader App abfotografiert werden kann und dann die codierte Information öffnet. Als Lehrende muss eine Webseite gefunden werden, die die passenden Informationen zum jeweiligen Ausstellungsstück enthält und möglichst interessant gestaltet ist, damit sie zum Lesen oder Anschauen (bei Videos) motiviert. Die Erstellung des QR Codes erfolgt mit dem frei verfügbaren QR Code- Generator.

Somit wird ein situierter Zugriff auf Lernmaterialien möglich. QR- Codes können ebenso Lernfragen oder ein Quiz kodieren. Sie können auch für eine Schnitzeljagd genutzt werden. Einen Bekanntheitsgrad hat hierbei Munzee, ein Geocaching ähnliches Schnitzeljagd- Geländespiel, erlangt. Es kommt auf das didaktische Szenario an, ob die in dem QR- Code enthaltenen Informationen nur passiv konsumiert, oder auch aktiv verarbeitet werden. Wenn diese beispielsweise für eine Gruppenarbeit benötigt werden, bei der über diese Inhalte gemeinsam diskutiert und sich ausgetauscht werden muss sowie als Abschluss eine gemeinsame Präsentation erfolgt, dann kann diese mediale Form zum aktiven Lernen und zu einer Kompetenzentwicklung beitragen (Keist und Gissler 2013, S. 237). Natürlich wäre diese Distribution von Informationen auch mit Scripts möglich, aber außer den einsparenden Kopierkosten findet auf diese Weise ein Beitrag für die wesentlich bedeutungsvollere Förderung der Medien- und der Selbstlernkompetenz der Auszubildenden statt.

▶ Die eigene Schule kann mit einfachen Methoden zum Augmented Reality Abenteuer werden.

Umsetzungstipps für die Aus-, Fort- und Weiterbildung der Pflege und Gesundheitsberufe
Auch die Medienbildung und die Vorstellung der digitalen Technologien und Hilfsmittel, die im Pflegeberuf Einsatz finden werden, sollte im Präsenzunterricht erfolgen.

Für die Kompetenzentwicklung in der Ausbildung muss der Fokus nun auf Arbeitsprozesse in Verbindung mit den digitalen Technologien gelegt werden. Es gilt entsprechende Lernsituationen zu identifizieren und z. B. in Rollenspielen oder Fallbasiertem Lernen zu integrieren. Hierbei sollen die Lernenden, wie auch in den Rahmenplänen dargelegt, eine kritische Reflexionskompetenz entwickeln, und beurteilen bzw. entscheiden können, in welchen speziellen Pflegesituationen digitale Medien geeignet sind.

So ist es beispielsweise ebenfalls erforderlich Patienten zu Gesundheits-Apps zu beraten. Bei der Pflege und Betreuung von Kindern und Jugendlichen sind laut den Rahmenplänen die Auszubildenden zum/ zur Pflegefachmann/-frau ebenso dazu zu befähigen, dass sie den Medienumgang der Kinder kritisch beobachten und ggf. intervenieren sowie beraten können.

Auch müssen die Auszubildenden in der Pflege die Kompetenzen entwickeln in der Praxis zu entscheiden, ob es beispielsweise bei einem Demenzkranken sinnvoller ist eine Online-Visite durchzuführen, oder ob seine Erkrankung es doch erforderlich macht, mit ihm die Praxis, oder die Notaufnahme aufzusuchen, trotz der Gefahr, dass die fremde Umgebung den Demenzkranken stark verunsichern wird.

Hierfür müssen die Auszubildenden selbst Sicherheit im Umgang mit Medien gewinnen und dafür sollten Lehrende nach einer Ermöglichungsdidaktik auch dafür sorgen, dass die Lernenden möglichst viel ausprobieren können.

Eine konstruktivistische Sichtweise, das Anwenden der gestaltungsorientierten Mediendidaktik und des SAMR-Modells, die Kenntnis der Potenziale digitaler Medien sowie die richtige Orchestrierung helfen eine lernförderliche Passung zwischen dem Medienangebot und der Gestaltung der unterrichtlichen Situation herzustellen. Für die Medienbildung ist die Kenntnis der Medienkompetenz-Komponenten nach Baacke (1997) und das Dagstuhl-Modell hilfreich.

Möglichkeiten der Gerätenutzung
Ein Handyverbot im Unterricht ist nicht mehr zeitgemäß. Erkenntnisse der Psychologie bestätigen eigene praktische Erfahrungen: Verbote können das Gegenteil bewirken. Es kommt zur Gegenreaktion, nämlich zu einem verstärkten Interesse an der verbotenen Aktivität. Nach der Reaktanztheorie mögen es die Menschen nicht, wenn sie sich in ihrer Freiheit bedroht fühlen. Es kommt zu einem unangenehmen Zustand der Reaktanz. Diese Reaktanz wird abgebaut, indem das mit Verboten bedrohte Verhalten gezeigt wird (Jonas et al. 2014, S. 264).

Jugendliche finden trotz Verbote dennoch einen Weg das Smartphone zu nutzen. Ob es das Lesen der WhatsApp- Nachrichten unter dem Tisch ist, oder beim Gang auf die Toilette.

Hier ist es sinnvoller Medienbildung zu betreiben und zu verdeutlichen, dass die Lernenden sich durch das Ablenken vom Unterrichtsgeschehen selbst schaden, da es zu einem sog. Sägeblatteffekt kommt. Die Ablenkungen sind Störungen und behindern den Gedanken- und Arbeitsfluss. Nach jeder Störung wird es schwieriger sich wieder neu zu konzentrieren und in die Aufgabe hineinzudenken (Seiwert 2014, S. 66).

Da laut der JIM-Studie (MPFS 2018, S. 6) über 99 % der Jugendlichen in Deutschland über ein Smartphone verfügen, sollte dieses auch für den Unterricht genutzt werden. Learning Apps, Texte lesen, aber auch sowohl Präsentationen als auch Videos lassen sich mit Smartphones erstellen, bearbeiten, verbreiten und betrachten.

Für das Verfassen von komplexen Texten und das Formatieren dieser ist ein Smartphone weniger geeignet, da die Bildschirmfläche recht klein ist. Hierfür eignen sich Laptops und Tablets besser. In einigen allgemeinbildenden

Schulen, insbesondere Grundschulen, werden für die Klassen Tablets angeschafft. Für allgemeinbildende Schulen gibt es mittlerweile viele Apps für das Lernen. Die Tablets dürfen bzw. sollen auch mit nach Hause genommen und privat genutzt werden. Vorteil ist eine homogene Ausstattung der Geräte. Die Schule spielt die zu nutzende Software auf diese Geräte auf und ist auch für die Wartung der Geräte verantwortlich. Das ist mit einem großen zeitlichen und personellen Aufwand verbunden. Eltern übernehmen meist die Kosten. Für sozial Schwächere springt häufig ein Fond ein, oder es werden die schuleigenen Geräte genutzt.

Im Mai 2019 ist der DigitalPakt Schule (BMBF 2019) gestartet. Mit diesem Pakt stellen die Bundesländer für alle Schulen, auch für die Träger staatlicher Altenpflege-, Kinder- und Krankenpflegeschulen, Fördermittel für eine bessere Ausstattung der Schulen mit digitaler Technik zur Verfügung. An Pflegeschulen ist beispielsweise im Bundesland NRW die Grundlage für die Budgetberechnung ein Betrag von 375 € pro Auszubildenden, die am Stichtag 15.10.2018 an der Schule angemeldet waren. Es bleibt zu hoffen, dass die Umsetzung nicht durch bürokratische Hürden verzögert wird, da für die Freigabe der Gelder Vergaberechte beachtet werden müssen und das Geld nur im Rahmen des Kostenerstattungsprinzips freigegeben wird.

Der erste Förderbereich ist für die IT-Grundausstattung und Verbesserung der WLAN-Infrastruktur gedacht. Dieser Ausbau ist Voraussetzung für die Gewährung anderer Bereiche, z. B. aus dem Förderbereich 3 – die Anschaffung von Tablets für die Lernenden.

An vielen Schulen ist der WLAN-Empfang nicht optimal. Es kann dann zum Frust der Lernenden kommen, wenn die Internetverbindung sehr langsam ist. Dann macht auch die Anschaffung von schuleigenen Tablets keinen Sinn.

Außerdem soll mit diesem Fond auch das Ende der Kreidezeit eingeläutet werden, denn auch digitale Anzeige- und Interaktionstafeln können im Rahmen des ersten Förderbereichs beantragt werden. Für berufsbildende

Schulen ermöglicht der zweite Förderbereich die Anschaffung spezieller digitaler Arbeitsgeräte, z. B. digitale Mikroskope, oder Robotik, Simulationspuppen für SkillsLab.

Da die Fördermittel häufig mit der Umsetzung des Förderbereichs 1 aufgebraucht sind -der Optimierung des Wlans und dem Kauf der digitalen Anzeige- und Interaktionstafeln-, besteht die Hoffnung, dass es ein zweites Förderpaket geben wird, das für die Anschaffung von mobilen Geräten genutzt werden könnte.

Aufgrund der hohen Wartungskosten und des personellen sowie zeitlichen Aufwands wählen viele Schulen jedoch die BYOD (Bring your own device) – Strategie. Da laut der JIM-Studie Jugendlichen in Deutschland ein breites Medienrepertoire zur Verfügung steht und 98 % der Haushalte über ein PC oder Laptop verfügen, sollten Lernende ihr eigenes Gerät zum Unterricht mitbringen.

Hiermit ist eine heterogene Ausstattung gegeben und die Verantwortung für das Gerät liegt beim einzelnen Besitzer. Eine heterogene Ausstattung kann allerdings auch als Vorteil gesehen werden, da so die Vor- und Nachteile einzelner Geräte sichtbar werden und auf diese Weise die Medienkompetenz erweitert wird (Heinen 2018, S. 31).

Da für den Ausbildungsbereich der Pflege und anderer Gesundheitsberufe noch keine einheitlichen Unterrichts- Apps zur Verfügung stehen, wird auch die Medienkompetenz gesteigert, wenn Auszubildende selbst einzelne

Tab. 6.1 Umsetzungsbeispiele für das Lehren und Lernen mit digitalen Medien im Präsenzunterricht. (Eigene Darstellung)

Präsenzunterricht Voraussetzung: WLAN mit hoher Bandbreite

→ mit eigenem Smartphone, eigenem oder schuleigenem Tablet oder Laptop

- Arbeitsorientiertes, fachpraktisches Lernen in simulativen Lernumgebungen, sog. SkillsLabs mit Simulationsroboterpuppen
- Internetrecherchefähigkeit wird vermittelt und eingeübt
- Wissensrecherche, Wissenserschließung- und erweiterung mithilfe der zahlreichen Internetangebote oder digitalen interaktiven Medien, z. B. Ebooks, Lernplattform
- Aufsuchen von relevanten Links, u. a. mit Hilfe von QR- Codes bei Nutzung von Smartphones
- Nutzung von kostenlosen (OER) Bildungsangeboten, z. B. Lernvideos, MOOCs, Serious Games for Health, Simulationen, z. B. CliniSpace; Projekt CARO, GaBaLEARN; Webquests
- Durchführung von Fallbeispielen aus der Moodle Lernumgebung, oder von Webquests
- Nutzung von kostenlosen Kooperativen Editoren (z. B. Google Docs, Padlet, Conceptboard,Jamboard) in der Gruppenarbeit für die Ausarbeitung und Lernergebnissicherung
- Nutzen von verschiedener Software zur Präsentation und Darstellung, z. B. für Vorträge, Erstellung von Organigrammen, etc.
- Durchführung von Learning Apps (bereits vorhandene oder durch Lehrende selbst erstellte) und von Tests und Übungen aus der Lernumgebung einer Lernplattform zur Lernsicherung
- Erstellung von eigenen Learning Apps durch die Lernenden
- Nutzung von Abstimmungstools
- Passive Nutzung von bereits erstellten oder Erstellung von eigenen Videos, Screencasts oder Podcasts (Rollenspiele, Lernvideos), oder Blogs durch die Lernenden; Erstellung von Lernvideos durch Lehrende
- Durchführung der Inverted- Classroom- Methode (Flipped Classroom); Selbstlernphase mit digitalen Medien oder Videos mit eingebauten Übungen vor der Präsenzphase
- Nutzung der interaktiven Whiteboards/ Tafeln zur besseren Darstellung eines interaktiven, gemeinsam erstellten Tafelbildes und weiterer gemeinsamer Bearbeitung
- Durchführung von virtuellen Fallbeispielen, erstellt mit der kostenpflichtigen Software Articulate Storyline, eingebunden in eine Lernumgebung
  Aufzeigen von komplexen Sachverhalten mit Virtual Reality mit kostenlosen oder kostenpflichtigen 3D Animationen (3D Brillen erforderlich)
- Medienbildung erfolgt passend zu den curricularen Inhalten
- Einüben der Anwendung der digitalen Technologien, die im Pflegeberuf eingesetzt werden

Praktische Einsätze/ Praktika

Umgang mit digitalen Technologien und Hilfsmitteln je nach Praxisort

Software auf ihre Geräte installieren sollen. Ebenso ist es sinnvoll, wenn auf den eigenen Geräten bestimmte Internetseiten, die für den Beruf auch für die nächsten Jahre wichtig sind, als Favoriten abgespeichert werden, z. B. die Empfehlungen auf der Internetseite des Robert-Koch- Instituts.

Es müssen an einigen Schulen für die Ausbildung mehrere Bücher angeschafft werden, die dann häufig trotzdem nicht im Unterricht genutzt werden und heutzutage nach einigen Jahren sowieso veraltet sind. Stattdessen sollte das Geld besser für die Anschaffung eines Laptops genutzt werden, falls ein Gerät nicht schon zur Verfügung steht.

In der Aus- und Weiterbildung können die Anschaffung von PC und anderen für die Weiterbildung notwendigen Materialien als Arbeitsmittel steuerlich geltend gemacht werden (Benzel und Rott 2019).

Tab. 6.1 stellt einige Umsetzungsbeispiele für das Lehren und Lernen mit digitalen Medien im Präsenzunterricht vor.

6.2 Digitale Interaktionstafeln

Whiteboards und Interaktonstafeln läuten das Ende der Kreidezeit ein. Die alte Schultafel ist nicht mehr zeitgemäß und bietet keinerlei Vorteile gegenüber den heutigen Möglichkeiten mit interaktiven Tafeln. Auch sind interaktive Tafeln nicht mit Beamern zu vergleichen, denn sie bieten im Vergleich zu Beamern weitaus mehr Möglichkeiten, werden aber leider im Alltag häufig nur für die Beamerfunktion gebraucht.

Natürlich ist die gute Bildqualität der Interaktionstafeln ein Vorteil und es sind Lautsprecher integriert. Außerdem besteht eine Internetverbindung. Für die effektive Nutzung ist jedoch ein Umdenken erforderlich und etwas Übung. Aber auf diese Weise nutzt man die vielfältigen Ressourcen, die eine interaktive Tafel mit sich bringt.

Wie es der Name schon sagt, ermöglichen digitale Tafeln, wenn richtig eingesetzt, die Interaktivität. Lernende sollen aktiver in den Unterricht miteingebunden werden. Tafelbilder

bekommen ebenso mehr Dynamik und Flexibilität (Schlieszeit 2011).

- Zunächst kann grundsätzlich ein erstelltes Tafelbild abgespeichert werden.
- Zuvor können Veränderungen und Ergänzungen, sowie auch grafische Hervorhebungen unter anderem auch mit verschieden farbigen Zeichenwerkzeugen (Board-Werkzeuge) vorgenommen werden.
- Objekte auf der Tafel können verschoben, vergrößert oder verkleinert werden.
- So können beispielsweise Beiträge der Lernenden gesammelt und zum Schluss nachträglich geordnet und verschoben werden.
- Schaubilder können gemeinsam beschriftet werden.
- Das Tafelbild kann auf Internetseiten schalten.
- Ein Tafelbild kann dynamisch aufgebaut werden, sodass Schritt für Schritt die einzelnen erklärenden Elemente, wie Text, Bild, 3-D Animationen, Video, Grafik, Internetinhalte, etc. eingeblendet werden.
- Die Geräte der Lernenden können mit der Tafel verbunden werden.
- Die erstellten kooperativen Dokumente der Lernenden können auf die Tafel projiziert und bei Bedarf können auch Ergänzungen vorgenommen werden.

Einige Whiteboards enthalten auch spezielle Apps, die jedoch vorrangig für den allgemeinbildenden Unterrichtsbereich geeignet sind. Für den Berufsbereich gibt es noch keine Angebote. Hier sollten die für den Beruf relevanten Internetseiten aufgesucht werden.

6.3 Aufbau der Internetrecherchefähigkeit

Das Internet stellt eine große Quelle für aktuelle Informationen und für das Lebenslange Lernen dar, die mit einer entsprechenden Kompetenz gewinnbringend genutzt werden kann.

Da die Halbwertzeit des Wissens immer geringer wird, bietet gerade das Internet mit seiner globalen Reichweite und der reichhaltigen Informationsvielfalt die Möglichkeit das berufliche Fachwissen zu aktualisieren und damit die Fachkompetenz zu stärken. Die richtige Information zur richtigen Zeit am richtigen Ort zu erhalten ist heutzutage möglich geworden, da mobile digitale Geräte ubiquitär verfügbar sind. Nicht zu vergessen ist der mögliche Diskussions- und Erfahrungsaustausch z. B. mittels Foren, das Lernen in Gemeinschaft und die aktive Partizipationsmöglichkeit, selbst Bildungsressourcen zu erstellen und diese im Internet zu veröffentlichen.

Doch ist auch ein „Lost in Hyperspace" möglich, das zu Frust und Lernbarrieren führen kann. Es besteht die Gefahr der kognitiven Überlastung und der Desorientierung, da beispielsweise zu viele Ergebnisse bei einer Suchanfrage angezeigt werden, oder die durch die vielen Hyperlinks nonlinear vernetzten Webseiten nicht zur beabsichtigten Wissensvertiefung, sondern eher zu einer kognitiven Verwirrung führen können (Arnold et al. 2018, S. 185).

Um innerhalb der hypertextuellen und sozialen Netze die gesuchten Informationen zu finden, zu bewerten und dann mit dem bereits vorhandenen Vorwissen vernetzen zu können, ist es notwendig neben einer Medien- auch eine Informationskompetenz aufzubauen, damit die Potenziale des Internets ausgeschöpft werden können (ebd., S. 65).

In der beruflichen Aus- und Weiterbildung muss eine gezielte Förderung erfolgen, da eine Informations- und Medienkompetenz nicht vorausgesetzt werden kann. Laut der letzten JIM-Studie nutzen zwar Jugendliche für die Recherche die Google- Suchmaschine, auf dem zweiten Platz folgen You- Tube Videos bzw. Tutorials, an dritter Stelle Wikipedia (MPFS 2018, S. 52), doch wie die ICILS-Studie gezeigt hat, sind lediglich weniger als ein Viertel (22.0 %) der Jugendlichen in der Lage, eigenständig Informationen zu ermitteln und ohne Anleitungen mit Informationen und Informationsprodukten kompetent und reflektiert umzugehen (2018, S. 131).

Zur Vermittlung einer Internetrecherchefähigkeit zählt u. a. der Aufbau von Suchstrategien und Recherchetechniken für das Internet. Zu vermitteln wie Suchmaschinen funktionieren und wie eine Suchanfrage durchgeführt werden soll, um gezielt ein effektives Ergebnis zu erlangen, gehört zu den Basics der Informationskompetenz. Die Anwendung von Boole´schen Operatoren, das Ausprobieren von verschiedenen Such- und Metasuchmaschinen sowie das Einsetzen der erweiterten Suchfunktion erweitern die Möglichkeiten schneller und gezielter an aktuelle Informationen zu gelangen. Auch der Umgang mit Wikipedia in Bezug auf die Zitierfähigkeit bei wissenschaftlichen Arbeiten ist anzusprechen und der Hinweis, dass die dort verlinkte Literatur wiederum zu wissenschaftlich fundierten Dokumenten führt. Zahlreiche Bücher und wissenschaftliche Artikel sind ebenso im Internet kostenlos abrufbar, oder zumindest zum Teil einsehbar. Die richtige Suchanfrage, das Nutzen von Datenbanken und die Kenntnis von speziellen Webseiten, z. B. Institutionen, gehört zur berufsspezifischen Medienkompetenz – „die Fähigkeit sich im Berufsalltag effizient und gezielt mit Informationen […] zu befassen und sie in theoriegeleitetes Handeln umzusetzen" (Stadler 2008, S. 32).

In Suchmaschinen entscheiden die eingegebenen Zeichenketten und nicht der Inhalt. Boolsche Operatoren und andere Tricks für eine erfolgreiche Internetsuche:

- Suche präzisieren → z. B. bei medizinischen oder pflegewissenschaftlichen Themen den (lateinischen) Fachbegriff ins Suchfenster eingeben
  → um sich einen groben Überblick in eine Thematik zu verschaffen, eignen sich Doccheck oder Wikipedia. Qualitativ gute Ergebnisse finden sich im medizinischen Bereich u. a. über folgende Suchstrategien:
- Mit der Eingabe von pdf nach dem Suchbegriff werden alle Dokumente vom Typ PDF angezeigt, in denen der Suchbegriff enthalten ist. PDF- Dateien können meistens

einem Autor oder einer Institution zugeordnet werden und sind qualitativ wertvoller

- Anwenden von weiteren Boole´schen Operatoren:
  - Die Suchwörter in Anführungsstrichen eingeben, um Seiten mit exakten Wortkombinationen zu finden
  - mit dem Minus werden Suchbegriffe ausgeschlossen
- Um Anleitungen oder Funktionsweisen im Internet schnell zu finden, zuerst die jeweilige Software eingeben, anschließend den Suchbegriff.
  Beispiele: Word Seitenzahlen einfügen; moodle Test erstellen
  Um Freeware Alternativen zu kostenpflichtiger Software zu finden: z. B. wenn man eine Alternative zu Publisher sucht: ins Suchfenster folgende Begriffe eingeben: Freeware Publisher
- Den Suchbegriff unter Bildern suchen und z. B. durch qualitativ gute anatomische Bilder auf diese Weise zu wertvollen Internetseiten gelangen
- Die Suchoptionen unter „Einstellungen" – „Erweiterte Suche" – einer Suchmaschine nutzen für noch mehr Auswahl- Funktionen (z. B. aktuelle Infos – Anzeige der Internetinhalte der letzten 24 Stunden, des letzten Jahres; lizenzfreie Daten, etc.); auch erreichbar unter folgenden Link: http://www.google.de/advanced_search
- Neben „google" auch andere Suchmaschinen ausprobieren: z. B. www.yahoo.de Suchmaschine für Medizin und Gesundheit: www.medivista.de
  Suchmaschine für wissenschaftliche Texte: https://worldwidescience.org/
  Wissenschaftliche Literatur unter https://scholar.google.de/
  u. a. für die Medienbildung auch Suchmaschinen ausprobieren, die keine Werbung enthalten und keine persönlichen Informationen sammeln: https://duckduckgo.com/ Metasuchmaschinen ausprobieren: https://metager.de oder http://www.metacrawler.de/

- Mit der kostenlosen Alert-Funktion von Google kann man sich per E-Mail automatisch informieren lassen, sobald zu dem vorher definierten Begriff ein neuer Treffer im Internet gefunden wurde. https://www.google.de/alerts
  Beispiel: Begriff „Robert Koch Institut" wird eingegeben; man erhält per Mail alle News des Tages, in denen der Begriff enthalten ist. Auf diese Weise bleibt man in der Thematik „Hygiene" und über die Arbeit des RKIs auf dem Laufenden.
- Bücher kostenlos online lesen unter https://books.google.de/
  - das gewünschte Buch anklicken, hierbei auf das Erscheinungsjahr achten;
  - links in das Suchfenster einen Begriff eingeben, auf Enter bzw. das Go-Feld klicken
  - es öffnen sich weitere Seiten des Buches, die den gewünschten Begriff enthalten
- bei Amazon: „Blick ins Buch"- Funktion nutzen

Neben der Internetrecherchefähigkeit ist die Kenntnis über die vielfältigen freien Bildungsressourcen im Internet wichtig. Internetseiten, die für den jeweiligen Beruf wichtig sind, und auch die Funktionsweise von Datenbanken sollten im Unterricht gezeigt werden.

6.4   Freie Bildungsressourcen – das Internet als Informations- und Wissenspool

„Das Internet bietet nicht nur didaktisiertes und kleingehacktes Material, sondern alles, die echte Welt in ihrer ganzen Vielfalt!" (Rosa 2019, In Muuß-Merholz)

Eine immer größere Fülle von Bildungsressourcen ist im Internet seit Web 2.0 frei zugänglich. Diese Angebote sind mit klassischen Lernmaterialien nicht mehr vergleichbar, sie sind z. B. multimedial gestaltet, hochaktuell und grenzenlos.

Für Bildungsprozesse und das Konzept des Lebenslangen Lernens eröffnet das Internet somit vielfältige Möglichkeiten. Für einen Wissens- und Erfahrungsaustausch sowie für eine Kooperation können selbstregulierte Netzwerke entstehen, sogenannte Communities of Practice, die beliebig ausgeweitet werden können. Wissen ist im Internet für alle Nutzer in vielfältiger Form verfügbar. Viele Lehr- und Lernmaterialien, u. a. Videos oder Animationen, sind als Open Educational Ressources (OER) frei bereitgestellt. Universitäten oder auch Unternehmen veranstalten MOOCs, Massive Open Online Courses, an denen alle Nutzer kostenfrei teilnehmen können und gegebenenfalls als Nachweis Online-Badges erhalten. Mithilfe der entwickelten Lizenzverträge der Non-Profit-Organisation Creative Commons können Autoren genau bestimmen, wie und ob sie ihre eigenen Inhalte auf einer Webseite rechtlich absichern.

Auszubildende, aber auch Teilnehmer von Fort- und Weiterbildungen, müssen in diese Vielfalt eingeführt werden, um diese Potenziale auch nach der Ausbildung weiter nutzen zu können. Auch ist die Entwicklung einer kritischen Reflexionsfähigkeit bezüglich dieser Angebote wichtig (Kerres 2018, S. 46 f.).

Folgende *Internetseiten* sollten Auszubildende der Pflege oder anderer Gesundheitsberufe beispielsweise kennen.

Beispiel

- Robert- Koch- Institut mit den aktuellen Empfehlungen
- AWMF (Arbeitsgemeinschaft der Wissenschaftlichen Medizinischen Fachgesellschaften e. V.) mit den aktuellen Leitlinien
- Deutsches Institut für Angewandte Pflegeforschung
- DNQP (Deutsches Netzwerk für Qualitätsentwicklung in der Pflege) mit den Expertenstandards
- Aktionsbündnis Patientensicherheit
- Medical Experts online
- Diagnose-Entschlüsseler
- Morphomed – kostenloses Lernprogramm der Universität Bern unter https://elearning.medizin.unibe.ch/
- Mysurgery.de
- Archiv des Chilearning Charite unter https://archive.is/chilearning.charite.de
- Lehrvideos DGKH (Deutsche Gesellschaft für Krankenhaushygiene) unter http://www.krankenhaushygiene.de/informationen/videos/
- Die Cochrane Bibliothek, die aktuelle medizinische Studien auflistet unter https://www.cochranelibrary.com/
- Krankenhaus-CIRS-Netz Deutschland 2.0 unter https://www.kh-cirs.de/ Plattform, die überregional bedeutsame anonym gemeldete CIRS-Fälle analysiert und durch Experten kommentiert. Die Darstellung von Risikobereichen und der Austausch von Problemlösungen sollen gemeinsames Lernen aller Berufsgruppen im Krankenhaus fördern und Hinweise für das klinische Risikomanagement geben. 

Internetseiten sind sehr schnelllebig. Einige Links wird es nicht mehr geben, oder die Adressen verändern sich. Daher sollte man in einer Suchmaschine als erstes die gesuchte Institution eingeben und danach den Suchbegriff.

Ebenso gibt es immer mehr *Apps.*

Hier empfiehlt es sich ebenfalls in der Suchmaschine oder im PlayStore danach zu suchen, z. B. indem folgende Begriffe eingegeben werden: Gesundheits- und Krankenpflege Apps; Notfallmedizin Apps

Seit dem Digital-Versorgungs-Gesetz können Ärzte den Patienten auch Gesundheits-Apps verschreiben. Laut den Rahmenplänen sollen Auszubildende dazu befähigt werden Patienten zu vorhandenen Apps zu beraten. Hierfür ist es wichtig sich z. B. im Unterricht vorhandene Apps anzuschauen und diese kritisch auf ihre Qualität zu beurteilen.

Es gibt Allergie- Apps, die z. B. eine Pollenbelastungsvorhersage vornehmen können und eine Tagebuch- und Dokumentationsfunktion, Lexikas und Selbsttests beinhalten. Wheelmap ist eine interaktive Karte für Rollstuhlfahrer und ihre Begleiter. Es gibt Apps zur ICD- Diagnoseauskunft; Migräne-Apps; Diabetes- oder Bluthochdruck- Apps, aber auch Verhütungs- Apps. Hier sollte man z. B. die Patienten darüber aufklären, dass Apps keine Verhütungsmittel ersetzen, sondern lediglich den Stift und Papier.

Für Pflege- und Medizinberufe stehen ebenso immer mehr Apps zur Verfügung, die für das informelle Lernen durchaus hilfreich sind. Viele Zeitschriften bieten mittlerweile eine App-Version (mit einem Design für mobile Geräte) an, z. B. das deutsche Ärzteblatt, das ebenfalls Informationen für das Pflegepersonal bereithält. Es gibt die BGA-App, die Notaufnahme-Apps, die App mit dem Handbuch der Arbeitsgemeinschaft Notärzte in NRW (AGNNW), Anatomie-Apps oder vom Thieme Verlag die App I care Wissen to go. ◄

Wichtig sind ebenfalls *Newsletter*.

Eine gute Möglichkeit der immer geringer werdenden Halbwertzeit des Wissens entgegenzuwirken, sind Newsletter. Diese versenden nach Eingabe der Mailadresse täglich oder wöchentlich die aktuellen News zum jeweiligen Themengebiet.

Der Springer Verlag bietet kostenlos Newsletter Springermedizin für die drei Bereiche Update Chirurgie, Update Innere Medizin, Update AINS an. So kann man der laut einer Studie belegten Tatsache, dass alle fünf Minuten eine neue medizinische Erkenntnis gewonnen wird, Herr werden (Weinreich 2015, S. 389). Als Beleg, dass man in einem Gesundheitsberuf tätig ist, ist das digitale Einsenden der Kopie der Berufsurkunde erforderlich.

Für den Pflegeberuf ist der Bibliomed Newsletter zu empfehlen, den es auch für den Managementbereich gibt.

Es gibt noch viele weitere Newsletter. So bietet z. B. auch der DNQP eine Newsletter-Funktion an. ◄

MOOCs – Massive Open Online Courses
Durch die Digitalisierung haben sich viele Möglichkeiten ergeben, Wissens- und Bildungsressourcen einer breiten Masse zugänglich zu machen. Lehrende, die von der Idee begeistert sind, dass Bildung für alle kostenlos zur Verfügung stehen sollte, bieten MOOCs an. Hierbei handelt es sich oft um Lehrende aus Universitäten. MOOCs sind charakterisiert durch frei zugängliche Inhalte sowie Lernressourcen und frei zugängliches Wissen.

Einige MOOCs führen auch summative Lernerfolgskontrollen durch. Mit der zunehmenden Möglichkeit auch außerhalb formaler Bildungsinstitutionen Lernleistungen zu erbringen, kam die Idee auf diese mit Hilfe sogenannter Online Badges anzuerkennen oder zu zertifizieren.

Aus diesem Grund bieten einige Internetseiten mit Online Kursen auch diese Möglichkeit der Vergabe von Online Badges an. Allerdings ist die Anerkennung dieser „Abzeichen" für formale Bildungsabschlüsse etc. noch nicht ausreichend geklärt (Arnold et al. 2018, S348).

Es ist eher als eine weitere sehr gewinnbringende Form des informellen selbstgesteuerten Lernens anzusehen.

Für Gesundheitsberufe ist im deutschsprachigen Raum der kostenlose MOOC der Universität Tübingen Sectio Chirurgica zu empfehlen. Nach einer Registrierung und dem Beleg, dass man selbst in einem Gesundheitsberuf tätig ist, erhält man die Zugangsdaten. Es reicht das Zusenden einer digitalen Kopie. Die Veranstaltungen laufen in den Semestern, da an diesen interaktiven MOOCs auch zahlreiche Medizinstudenten teilnehmen. Die

Online-Veranstaltungen stehen unter dem Motto einer bestimmten Erkrankung, z. B. akutes Schädelhirntrauma, oder Kolorektales Karzinom. Ein Moderator hat Studiengäste eingeladen, z. B. Mediziner, Pflegekräfte, etc. Parallel hat man die Möglichkeit sich mit dem Smartphone die zur Erkrankung passenden Anatomiebilder anzuschauen. Anschließend wird eine Live-Operation durchgeführt. In einem Chat können Fragen zur Erkrankung oder zu der durchgeführten Operation gestellt werden.

Diese Live-Veranstaltungen dauern ca. zwei bis drei Stunden. In einer Mediathek können sich die gelaufenen MOOCs angeschaut werden, allerdings ohne die zusätzlichen interaktiven Angebote, die Anatomiebilder oder den Chat, die nur synchron in der Live-Veranstaltung angeboten werden.

Weitere deutschsprachige MOOCs gibt es für Management-Themen. Die Vielfalt der Angebote im englischsprachigen Bereich ist sehr groß.

Beispiel

Links zu MOOCs:
https://www.sectio-chirurgica.de/
https://iversity.org/de/courses
https://www.udacity.com/
https://www.coursera.org/
https://www.futurelearn.com/
https://www.mooc-list.com/ ◄

Datenbanken für Literaturrecherche

Es kann grob zwischen bibliografischen Datenbanken und Bibliothekskatalogen unterschieden werden.

- Bibliografische Datenbanken sammeln Publikationen zu einem bestimmten Fachbereich. Für den Pflegebereich interessant z. B. die elektronischen Datenbanken CareLit, LISK, GeroLit, CINAHL und MEDLINE.
- Das Datenbank- Infosystem zeigt alle relevanten Datenbanken für jedes Fach auf.
- Bibliothekskataloge enthalten die Bestände einer Bibliothek. Diese sind unter der Homepage der jeweiligen Bibliothek zu finden.

- Immer mehr Bibliotheken bieten auch die Möglichkeit der digitalen Ausleihe unter Onleihe.net. oder subito-doc.de.

Internetangebote für Lehrende in Gesundheitsberufen:
Zwar bei weitem noch nicht vergleichbar mit den vielen Angeboten für Lehrende an allgemeinbildenden Schulen, aber auch das Angebot für Lehrende an Gesundheitsberufen weitet sich aus.

CASUS ist ein fallbasiertes multimediales Lern- und Autorensystem für die Aus- und Weiterbildung und unter https://www.instruct.eu/ zu erreichen.

Die Medizinische Fakultät in Heidelberg bietet im Zentrum für virtuelle Patienten kostenlose frei zugängliche Beispiel-Fälle an.

Universität Bremen ist aktuell mit dem Projekt CARO Care Reflection Online beschäftigt. Fertig erstellt sind bereits die CARO-Filme, die Schlüsselprobleme der Berufswirklichkeit darstellen. Das Ende der Filme können Auszubildende selbst als Video erstellen.

Das Ziel des geförderten Projekts ist die Entwicklung, Implementation und Evaluation einer innovativen, computergestützten, fallbasierten, multimedialen und kooperativen Lernumgebung für die Pflegeausbildung und ebenso die Verbesserung der Medienkompetenz der Lehrenden und Lernenden.

Infos sind unter folgendem Link abrufbar: https://blogs.uni-bremen.de/caroprojekt/

Die Unterrichte inklusive der Materialien werden unter der Creative Commons Lizenz CC-0 bereitgestellt. Das heißt, dass alle Materialien für den eigenen Unterricht genutzt und auch beliebig verändert werden dürfen.

Das Projekt GaBaLEARN „Game Based Learning in Nursing Spielerisch Lernen in authentischen, digitalen Pflegesimulationen" hat das Serios Game Take Care fertig erstellt. Unter http://eduproject.eu/gabalearn/download/ steht es zur freien Verfügung.

Für Lehrende gibt es z. B. eine Übersicht über die aktuellen digitalen Tools, die zum Lernen genutzt werden unter https://www.toptools4learning.com/.

Das Leibniz-Institut für Wissensmedien bietet mit dem Portal e-teaching.org viele Informationen zum digitalen Lernen unter https://www.e-teaching.org/.

Da die Anwendungen digitaler Medien in Bildungskontexten bei anderen Ausbildungsberufen schon etablierter durchgeführt wird als in Gesundheitsberufen, lohnt sich ein Blick über den Tellerrand, um sich Ideen und Impulse einzuholen. Das Projekt „Kompetenzwerkstatt" hat vieles ausgearbeitet und ist unter folgendem Link zu erreichen:

https://kompetenz-werkstatt.net/.

Die Seite der Bildungstechnologie der TU Dresden mit Vorstellung Digitaler Werkzeuge und Methodenkoffer unter https://methodenkoffer-sgl.de/.

Auch für Lehrende der allgemeinbildenden Schulen bietet die Internetseite Lehrer.online zahlreiche Ideen und ausgearbeitete Konzepte unter https://www.lehrer-online.de/.

Ebenfalls zu empfehlen ist die Internetseite des Lehrers Manuel Stenzhorn „Digitale Schule" unter https://www.digitale-schule.net/.

Eingeladen sind ebenso alle Leser den eigenen Blog lehr-instrumente.de zu besuchen.

Internetadressen zu Austausch- und Berufsforen der Gesundheitsberufe werden im Abschn. 6.9 vorgestellt.

6.5 Videos und Podcasts

Videos

Für neun von zehn Jugendlichen gehören Online-Videos zu den regelmäßig genutzten Inhalten.

Das Videoportal YouTube gehört für knapp zwei Drittel der Jugendlichen zu den beliebtesten Internetangeboten. Den zweiten Platz belegt der inzwischen multifunktionale Messenger WhatsApp und Platz drei geht an Instagram (MPFS 2018, S. 52 f.).

„Inhaltlich und qualitativ gibt es wenig, was auf YouTube nicht zu finden ist – hochprofessionell gedrehte Serien und Filme, Amateurvideos, Handyfilme, Musik- und Tier-

videos oder Anleitungen und Tipps für Schule, Studium oder Alltag" (ebd., S. 48).

Ein Fünftel der Jugendlichen nutzt Youtube für das Anschauen von Erklärvideos für Themen aus Schule und Ausbildung (20 %) oder sonstige Tutorials (19 %). Den Schritt vom Konsumenten zum Produzenten vollzieht nur eine Minderheit, lediglich ein Prozent der Jugendlichen stellt regelmäßig eigene Videos ein. Mit 92 % lädt der Großteil der Jugendlichen nie Inhalte bei YouTube hoch.

Bei Instagram sieht es etwas anders. Jeder Zehnte gibt an, selbst häufig Fotos oder Videos zu posten. Jeder zweite Nutzer postet gelegentlich selbst Fotos oder Videos (ebd., S. 40 ff.).

In dieser Generation typisch ist ebenso die Selbstrepräsentation, man spricht von der Selfie-Kultur. Es geht nicht mehr darum die externe Welt auf dem Foto bzw. einem Video zu erfassen, sondern dass man selbst im Vordergrund auf der Aufnahme erscheint.

Mit dem Smartphone ist es nun auch sehr einfach geworden, Fotos oder Videos spontan aufzunehmen und in irgendeiner Form ins Netz zu stellen (Moser 2019, S. 43).

Videos für den Unterricht zu nutzen bietet einige Vorteile, da in Videos unterschiedliche Darstellungsformen miteinander kombiniert werden. Videos sind sehr anschaulich und ermöglichen eine authentische Darstellung. Die Auseinandersetzung mit einer Thematik und die Erinnerungsfähigkeit werden erleichtert, die Aufmerksamkeit wird intensiviert. Allerdings besteht auch die Gefahr, dass Lernanstrengungen vermindert werden, da die Interaktion fehlt (Arnold et al. 2018, S. 193).

Dies gilt insbesondere dann, wenn das Video sehr lang ist. Im Unterricht sollte der Lehrende dann nur die relevanten Filmsequenzen zeigen, um die Aufmerksamkeit der Lernenden zu erhalten. So findet man auf Youtube zahlreiche Filme zu Operationsverfahren, die zwar gewinnbringende Filmminuten liefern, jedoch ungeschnitten ins Netz eingestellt werden und mehrere Stunden dauern. Für die Unterrichtsvorbereitung gehört es für den Lehrenden dazu die nutzbringenden Filmsequenzen herauszusuchen.

Für Anleitungen macht es Sinn als Lehrkraft selbst ein Video zu erstellen. Wie beim Beispiel des Tutorials für das Sezieren des Schweineherzens kann auf diese Weise ein optimiertes individualisiertes Lernen gefördert werden. Sequenzen, die von Lernenden nicht verstanden wurden, können beliebig oft wiederholt werden. Beim Präsenzunterricht hat der Lehrende Zeit als wandelnder Ratgeber zu den einzelnen Lernenden hinzugehen und diese zu unterstützen.

Für die Erstellung eines Lehrvideos gibt es unzählige kostenlose Möglichkeiten. Da die Smartphones vom technischen Equipment heutzutage für eine Foto- und Videoproduktion bestens ausgestattet sind, wird keine separate Foto- oder Videokamera benötigt.

Software für die Bearbeitung von Videos ist ebenfalls in einer Vielzahl kostenlos verfügbar.

Für ein Screencast-Video-Tutorial, also die Aufnahme des PC-Bildschirms mit Erklärungen, ist der kostenlose Desktop-Camcorder *Active Presenter* zu empfehlen. Ebenso ist *PowToon* dafür geeignet.

Ein Screencast bzw. Vodcast ist u. a. nützlich, wenn z. B. in ein eLearning- Angebot eingewiesen werden soll und dieses mittels eines Präsenzseminars, das auf jeden Fall zu bevorzugen ist, nicht möglich ist. Dabei ist es bei der Erstellung eines Vodcasts zusätzlich wichtig, kognitivistisch orientierte Gestaltungsgrundsätze zu beachten. Nach dem Redundanz-Prinzip sollte es z. B. vermieden werden, einen geschriebenen und gesprochenen Text gleichzeitig darzubieten, damit es nicht zur kognitiven Überlastung der Lernenden führt. Dafür ist nach dem Multimedia-Prinzip eine Kombination von Bild bzw. einer Grafik und Text lernwirksamer, zudem sollte hierbei ein gesprochener Text für die Erläuterung der Bilder bzw. Grafiken bevorzugt werden. Diese Regeln sind beispielsweise auch für einen Unterricht mit Power Point anzuwenden, denn sonst braucht sich nicht über eine baldige abnehmende Aufmerksamkeit der Lernenden gewundert zu werden (Mayer 2009, S. 118 f.).

Für das selbstgesteuerte Lernen, z. B. als Zusatzangebot auf einer Lernplattform, oder für die Inverted bzw. Flipped Classroom -Methode, bei der die Lernenden als Vorbereitung für den Präsenzunterricht z. B. ein Video selbstgesteuert anschauen sollen, sind insbesondere Videos geeignet, die Orientierungsmöglichkeiten bieten, wie z. B. Kapitelverzeichnisse. Ebenso gibt es auch digitale Hypervideos, die ansteuerbare Hyperlinks zu zusätzlichen Informationsinhalten enthalten. Videos, 3D- Visualisierungen und dynamische Bewegungsabläufe, die auch individuell gesteuert werden können, optimieren das Verständnis, die Wissensaufnahme und die Lernleistungen (Arnold et al. 2018, S. 193 f.).

Um die Aufmerksamkeit und die kognitive Bearbeitung beim Anschauen noch mehr zu intensivieren, können in Videos Übungen integriert werden. Das ist heutzutage ebenfalls ohne Programmierkenntnisse einfach umsetzbar. Die Plattform LearningApps.org ist aus einer Doktorarbeit an der Universität Mainz entstanden und frei zugänglich. Bereits von anderen Lehrkollegen erstellte Learning Apps können genutzt werden, oder es können mithilfe einfacher Bedienungshinweise selbst LearningApps erstellt werden, u. a. auch Audio/Videos mit Einblendungen.

Technisch noch raffinierter ist es mit dem H5P- Plugin möglich, das z. B. in eine Moodle oder ILIAS Lernplattform integriert werden kann. Passend an einer Stelle des Videos können beliebige Übungen zu den bereits gesehenen Videoinhalten eingefügt werden, z. B. Multiple Choice Tests, Lückentexte, etc., die von den Lernenden zunächst gelöst werden müssen, bevor weitergeschaut werden kann. Auf diese Weise wird das Video besonders lernförderlich und führt zu einer intensiveren kognitiven Bearbeitung einer Thematik.

Ebenso ist es möglich den Lernenden separate Lernaufgaben passend zum Video zur Bearbeitung zu geben, die ohne das Video nicht gelöst werden könnten.

Ein Vorteil für die Erstellung von Videos mit den Lernenden ist, dass bei jungen Menschen, wie beschrieben, eine Offenheit dafür besteht selbst im Video zu erscheinen. Da Software und Apps für die nachträgliche Bearbeitung und Schneiden des Videos kostenlos zur Verfügung stehen, werden außer den Smartphones kaum andere Geräte benötigt.

Studien deuten ebenso darauf hin, dass die Generierung von Videos über aktuelle Lerninhalte Lernenden besonders dabei hilft, stärker diese Inhalte zu elaborieren und zu verstehen. Und zwar mehr als wenn über die Lerninhalte geschrieben wird, da das Erklären vor einer Kamera unbewusst das Gefühl der Sozialen Präsenz erhöht (Hoogerheide et al. 2016). Außerdem wird die Selbststeuerung und Aktivierung der Lernenden unterstützt. Lehrende fungieren hierbei nach konstruktivistischem Sinn als Lernbegleiter und Ansprechpartner (Eickelmann und Gerick 2018, S. 60).

Neben Tutorials und Erklärvideos können auch Rollenspiele zu Lernaufgaben für den Aufbau der Fachkompetenz gefilmt und anschließend beim gemeinsamen Anschauen reflektiert werden. Auch für die Förderung der Sozialkompetenz sollten Videos produziert werden. So können z. B. Kommunikationstechniken in Rollenspielen eingeübt und dann das eigene Verhalten auf dem Video reflektiert werden. Aber auch gerade in Berufen, bei denen ein Filmen im realen Arbeitsprozess schwieriger ist, da ein Persönlichkeitsschutz, z. B. der Patienten, beachtet werden muss, können Rollenspiele eine gute Alternative bieten, da eventuelle Problemsituationen aus der Praxis auf diese Weise aktiv bearbeitet und reflektiert werden. Die produzierten Videos können auch auf bestehende virtuelle Lernumgebungen hochgeladen werden und stehen dann für eine weitere Bearbeitung zur Verfügung. Bei Youtube findet man etliche Videos, die von Auszubildenden produziert worden sind und die man ebenso für Lernzwecke gut verwenden kann. Wenn auch nicht alle beruflichen Handlungen in einem Video korrekt dargestellt werden sollten, so bietet dieses gerade ein gutes Lernpotenzial, indem die Fehler erkannt und aus diesen gelernt werden kann.

Das Üben und die Lernaufgaben in simulativen Lernumgebungen mit Simulationspuppen können ebenfalls aufgenommen und dann im Debriefing besprochen werden. Für diese Räume gibt es mittlerweile Videosysteme mit in der Decke eingebauten Mikrofonen, sodass auch ein Tragen von Headsets nicht mehr erforderlich ist.

Berufliche Tätigkeiten können ebenso im realen Arbeitsprozess gefilmt und danach im Lernort Schule reflektierend bearbeitet werden. Natürlich muss das Einverständnis der gefilmten Personen eingeholt werden. Diese Filme könnten auch, wieder mit Einverständnis aller Beteiligten, für andere Kurse verwendet werden, insbesondere wenn erfahrene Mitarbeiter bzw. Experten bei ihrer Tätigkeit gefilmt werden (Howe und Knutzen 2013, S. 22 f.).

Wenn Videos für Bildungszwecke gedacht sind, ist von einem größeren Einverständnis der Beteiligten auszugehen als z. B. für die Veröffentlichung ins Internet bzw, auf eine Homepage der Einrichtung.

Bei längeren Videos empfiehlt sich die vorherige Erstellung eines Drehbuchs mit Angabe der verschiedenen Szenen, der Dialoge und der Regieanweisungen.

Seit die Videoerstellung so einfach geworden ist, hat für die Kompetenzentwicklung von Lehrenden das Microteaching an Bedeutung gewonnen, das Lehrverhaltenstraining. Laut Hatties Metastudien ist das Microteaching ($d = 0.88$) besonders lernförderlich, da Lehrende auf diese Weise sich selbst reflektieren und ihren Unterricht optimieren können. Die Videoanalyse ermöglicht eine Sicht auf sich selbst und lässt Handlungen sichtbar werden, die unbewusst ausgeführt, von den Lernenden aber natürlich registriert werden (Hattie 2017, S. 251).

Fazit

Drei Formen des Einbezugs von Videos in den Bildungskontext können unterschieden werden: Die Nutzung von bereits fertigen Videos aus dem Internet für den Unterricht. Das aktive Produzieren von Videos und die Medienbildung. Hierbei können sowohl der Lehrende als auch die Lernenden Videos aktiv erstellen.

Zur Gestaltungskompetenz muss bei Jugendlichen zwingend eine kritische

Reflexionsfähigkeit über die Folgen des eigenen Publizierens im Internet für die Privatsphäre und die öffentliche Präsenz aufgebaut werden. Ebenfalls ist es erforderlich allen Lernenden Grundkenntnisse zum Urheberrecht und Persönlichkeitsrecht zu vermitteln. Das darf kein Grund sein von einer Veröffentlichung, falls gewünscht, abzusehen. Die Lernenden müssen auch für die aktive Partizipation im Internet befähigt werden. ◄

Podcasts, eine Art Radiosendungen im Internet, oder auch Hörspiele werden nur von knapp 10 % der Jugendlichen genutzt (MPFS 2018, S. 13). Die Nutzung von Podcasts im Unterricht und die Erstellung dieser bietet allerdings einige lernförderliche Aspekte und unterstützt ebenso den Aufbau der Medienkompetenz.

Podcasts sind digitale Audiodateien bestehend aus Sprache, Musik oder Geräuschen, die entweder am PC oder mithilfe eines mobilen Endgerätes angehört werden können. Meist werden sie über einen Feed publiziert und können somit, ähnlich wie bei Blogbeiträgen, auch über einen Aggregator bzw. Podcatcher abonniert und heruntergeladen werden. Mittlerweile gibt es auch viele Podcast Kanäle als App im Playstore.

Podcasts können für Bildungszwecke selbstgesteuert genutzt werden, und durch das Podcasting -dem eigenen Erstellen und Anbieten eines Podcasts- ist ebenso eine aktive Partizipation möglich. Jeder Internetnutzer kann sich über seine „persönliche Radiostation im Netz" Gehör verschaffen (Leisenberg und Schweifel 2012, S. 213). Ein Enhanced Podcast ist ein erweitertes Podcast, das mit Bildern, Sequenzen oder Internetverweisen angereichert wurde.

Podcasts werden im Bildungskontext häufig als „Educasts" bezeichnet und für die Vermittlung von Wissen genutzt. Sie sind zu verschiedenen Themen- und Wissensbereichen im Internet oder auch als App zu finden. Die Stimulation des auditiven Sinneskanals mittels Podcasts hat folgende Vorteile. Durch die menschliche Stimme sind ein größerer Ausdruck

sowie die Darstellung von Emotionen möglich, was eine Authentizität und somit auch die Aufmerksamkeit der Lernenden fördert (Schiefner 2008, S. 15).

Podcasts als Educasts werden didaktisch aufbereitet und weisen dadurch einen höheren lernförderlichen Mehrwert für Lernende auf. Sie sind meist nicht zu lang gehalten, empfehlenswert sind ca. 15 min, sie haben eine hohe technische Qualität ohne Störgeräusche und werden mithilfe eines didaktischen Konzepts erstellt. Hierzu zählt ein Drehbuch, das bei der technischen Produktion eine Hilfestellung beim Sprechen darstellt, da es auch den Sprechinhalt enthält und die auf die Zielgruppe ausgerichteten Lerninhalte bzw. Lernziele. Podcasts, die die Hörer in ihrer Lebenswelt verorten können, werden als besonders motivierend empfunden. Die Thematik sollte möglichst direkt am Anfang das Interesse der Hörer wecken. Wichtig ist zudem bei der Verwendung von Musikstücken das Beachten des Urheberrechts.

Nach der Erstellung des didaktischen Konzepts bzw. des Drehbuchs ist eine technische Umsetzung heutzutage nicht schwierig. Für die Sprach- bzw. Musikaufnahmen wird lediglich ein Mikrofon benötigt und eine Recorder-Software, ein Audioeditor. Für Apple- Nutzer ist es die Software „Garageband", andere Nutzer können u. a. auf die kostenlose „Audacity"- Software zurückgreifen, mit der eine professionelle Aufnahme, eine Bearbeitung sowie ein Zurechtschneiden der Audiodateien möglich ist. Auf lizenzfreie Geräusche und Musikstücke kann im Internet ebenso zugegriffen werden. Eine Sequenzierung des Podcasts kann ebenfalls erfolgen, damit bedarfsgerecht und selbstgesteuert die jeweiligen Themen passend angesteuert werden können.

Eine Podcast-Produktion durch Lernende ist besonders lern- und kompetenzfördernd. Aufgrund der intensiven aktiven Auseinandersetzung mit dem jeweiligen Inhalt, zu dem ein Podcast erstellt werden soll, wird die Fachkompetenz gefördert. Da eine Produktion in kleinen Gruppen erfolgen sollte, wird zudem die Sozialkompetenz gestärkt, u. a. die Teamfähigkeit. Da für die Podcasterstellung, wie beschrieben, ein Konzept bzw. Drehbuch wichtig ist, werden ebenso zum einen die Schriftkompetenz und zum anderen die Kommunikationsfähigkeit gestärkt -sowohl beim Austausch und der Absprache untereinander als auch bei der Aufnahme der Audiodateien. Insbesondere erfolgt ein Aufbau der Medienkompetenz, u. a. der Komponente der proaktiven Mediengestaltung. Eine kontinuierliche Unterstützung der Lehrenden ist hierbei wichtig, damit die Motivation der Lernenden bei diesem längeren Prozess erhalten bleibt. Um bei den Lernenden ein Gespür zu entwickeln bzw. diese selbst erfahren zu lassen, welche Komponenten bei einem Podcast wichtig sind, damit dieser lernförderlich ist bzw. zum Anhören motiviert, sollte den Lernenden zu Beginn dieses Projektes mehrere Podcasts zur Erarbeitung vorgestellt werden (Arnold et al 2018, S. 244 f.).

Laut Cruz und Carvalho (2007,S. 314) bietet das Web Tool Podcast ein großes Potenzial für die Bildung – *„With Podcasting, educational institutions can keep their promise of preparing learners for life in the 21st century"*.

6.6 Digitale Lernübungen, Tests und Apps

Eine der Potenziale digitaler Medien ist u. a. das Feedback zum Lernen. Gerade Feedback $(d = 0.73)$ fördert nach Hatties Metastudien (2017, S. 131 f.) das Lernen in einem erheblichen Maße. So konnten Bracken et al. (2004) aufzeigen, dass computervermitteltes Feedback über reinen Text sogar höhere Leistungs- und Motivationswerte erzielte als eine persönliche Leistungsrückmeldung in Form einer vertonten Sprachausgabe.

Im Präsenzunterricht erfolgen ebenfalls Übungen und Lernaufgaben zur Lernsicherung und als Feedback für den Lernenden, ob er das Gelernte verstanden hat. Lernaufgaben sollen die Lernenden zur vertieften Auseinandersetzung mit dem Lerngegenstand und zur mentalen Selbstständigkeit anregen, um eine erfolgreiche Integration neuer Wissensbestände in bestehendes Wissen zu erreichen.

Durch digitale Lösungen werden Lehrer in der Kontrollfunktion entlastet und können sich intensiver der individuellen Förderung widmen, denn Lernaufgaben, Übungen und Tests können anstatt in Papierform auch mittlerweile ohne Programmierkenntnisse als digitale Lernaufgaben in vielfältiger Form dargeboten werden.

Vorteile solcher Angebote sind neben dem Einsparen von Kopierkosten, dass die einzelnen Aufgaben sowie die Antwortmöglichkeiten in jeder einzelnen Aufgabe bei jedem Übungsdurchgang neu rotieren und so ein Memory-Effekt vermieden wird und natürlich ebenfalls die methodische Vielfalt (Lückentext, Multiple Choice, Puzzle, Zuordnungen, Wahr und Falsch; Drag and Drop Übungen, etc.).

Eher ungeeignet als digitale Aufgaben sind frei zu beantwortbare Fragen, da es einen zu großen Aufwand bedeutet alle richtigen Antwortalternativen als Lösung einzugeben.

Durch das Nutzen digitaler Tests, Übungen und Apps wird zudem auch der Medienumgang gestärkt und digitale Medien werden grundsätzlich für Bildungszwecke genutzt.

Es hängt von der pädagogischen Qualität solcher Fragen ab, ob diese didaktisch sinnvoll sind oder eher nicht. Einfach konstruierte Fragen geben nur als Rückmeldung ein Richtig oder Falsch und sind im behavioristischen Sinne für ein Auswendiglernen von Begriffen geeignet, z. B. dem Auswendiglernen von anatomischen Strukturen.

Anspruchsvolle Rückmeldungen ziehen jedoch eine intensivere Beschäftigung mit den gestellten Fragen nach sich.

Wie im Abschn. 3.2 erläutert sind zudem Programme geduldig, geben sofort Rückmeldungen, lassen nicht mit sich verhandeln und nehmen nichts persönlich. Lehrer werden in ihrer Kontrollfunktion entlastet und können mehr Energie z. B. in ihrer Rolle als Unterstützer individueller Lernprozesse und tiefgehender Lernförderung investieren.

Übungen sollen den Lernenden möglichst kognitiv, emotional und motivational ansprechen. Sie sollten nach dem Ansatz des situierten Lernens bzw. des Pragmatismus einen Bezug zur Lebenswelt des Lerners aufweisen und möglichst eine kognitive Dissonanz auslösen. Die Fragen sollten so gestellt sein, dass sie genau und aufmerksam gelesen werden müssen, um zu erkennen, welche Antwort gefordert wird.

Hierunter zählen u. a. Mehrfachauswahlfragen und Fragen, die negativ formuliert sind. Einfluss auf eine intensive Beschäftigung mit den Fragen nehmen ebenso anspruchsvolle Antwortformate und spezielle Rückmeldungen (Petschenka et al. 2004, S. 12 f.; Kerres 2018, S. 152).

Ausführlichere Rückmeldungen sollten sowohl bei falsch aber auch bei richtig gelösten Antworten erfolgen. So könnten in der Rückmeldung noch mehr Informationen zum Thema geliefert werden und so zu einem genaueren Bearbeiten der Themen motivieren. Dieses elaborierte Feedback darf den Lerner allerdings nicht überfordern. Auch Kommentare mit Emoticons sollen zum einen persönlich ansprechender wirken und zum anderen bei richtigen Antworten loben. Bei falschen Antworten sollte der Lernende auf keinen Fall durch die Kommentare persönlich verletzt, sondern zu einem erneuten, genaueren Lernen angespornt werden. Ebenso kann man in einer Rückmeldung eine Aufforderung zur Bearbeitung einer neuen Lernaufgabe (z. B. einem Internetlink zur Recherche) einbauen.

Es wird deutlich, dass Lehrende auf die didaktische Qualität von Tests und Lernspielen Einfluss nehmen können und diese Überprüfungsarten dadurch eine Dissonanz erzeugende Wirkung auslösen und zur aktiven Bearbeitung führen.

Ein weiterer Vorteil digitaler Tests im Vergleich zu Tests in Papierform ist, wie bereits erwähnt, dass eingestellt werden kann, dass die Abfolge der Fragen wie auch die Antwortmöglichkeiten innerhalb der einzelnen Fragen bei jeder neuen Testdurchführung gemischt werden und ein bloßes Auswendiglernen der Antworten dadurch vermieden wird. Ebenso ein Argument für die Nutzung solcher Tests ist, dass die Auszubildenden dazu befähigt werden,

mit Online- Prüfungen umzugehen, denn immer mehr Krankenhäuser führen digitale Fortbildungsangebote bzw. die Absolvierung dieser mit solchen Prüfungsformen durch.

Wenn eine Lernplattform, wie z. B. Moodle oder ILIAS, zur Verfügung steht, dann sollten hier diese Tests und H5P Übungen erstellt werden, da diese technisch raffinierter sind und auf diese Weise auch mehr Möglichkeiten bieten qualitätsvolle Aufgaben zu erstellen.

So kann beispielsweise unter Einstellungen eingegeben werden, ob diese Tests zu Übungszwecken mehrfach durchgeführt werden können, ob die Rückmeldung direkt nach der Eingabe erfolgt, ob die Antworten bei jedem Durchlauf neu rotieren sollen, oder ob ein Test z. B. nach 60 min beendet sein muss und natürlich dann keine Lösungen angezeigt werden. Tests, die in Lernplattformen integriert sind, bieten als Aufgabenarten u. a. Lückentext, Multiple Choice mit Einfachund Mehrauswahl, Drag and Drop in einem Bild, Zuordnungs- und Wahr-bzw. Falschaufgaben.

Die Übungen mit H5P sehen vom Design her anders aus und bieten andere Umsetzungsmöglichkeiten. So ist die Stärke des H5P-Plugins Übungen in Videos zu integrieren, wie in Abschn. 6.4 näher dargestellt.

Abb. 6.1 verdeutlicht eine Wahr bzw. Falsch Aufgabe. Indem viele Informationen geliefert werden, die teilweise richtig bzw. auch teilweise falsch sind, muss die Aufgabe aufmerksam gelesen werden und es ist eine intensive kognitive Beschäftigung mit der Thematik erforderlich.

Die Rückmeldung nach der Eingabe „Prüfen" durch den Lernenden hat zudem detaillierte Informationen, aus welchen Gründen die Aufgabe korrekt bzw. falsch beantwortet wurde.

Abb. 6.2 verdeutlicht, auf welche Weise auch korrekte Antworten weitere Informationen in einer Rückmeldung liefern können.

Abb. 6.3 stellt ein Beispiel einer Zuordnungsaufgabe dar.

Es können aber auch unabhängig von einer Lernplattform digitale Übungsaufgaben erstellt werden. Hierfür gibt es zahlreiche kostenlose Apps bzw. Software.

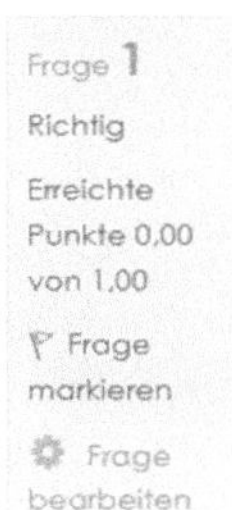

Ist es richtig, dass das Bakterium Helicobacter pylori sich in der Schicht der Schleimhaut versteckt, in der sich die Belegzellen befinden und dass er sich mit einem "Ammoniakmantel" schützt, den er dank seines Enzmys Urease bilden kann?

Eine auswählen:

○ Wahr

◉ Falsch ✔

Prüfen

Richtig. Das Bakterium schützt sich zwar mit einem "Ammoniakmantel", den er dank seines Enzmys Urease bilden kann. Er versteckt sich allerdings in der Schicht mit den Nebenzellen.

Richtig

Bewertung für diese Einreichung: 1,00/1,00. Mit Berechnung für frühere Versuche ergibt dies **0,00/1,00**.

Abb. 6.1 Screenshot einer Wahr-Falsch Aufgabe

Das klinische Murphy- Zeichen…

Wählen Sie eine oder mehrere Antworten:

☑ a. ist meist ein Zeichen für ein distales Gallengangskarzinom. ✖ Leider falsch. Wahrscheinlich verwechselt Du es mit dem Courvoisier- Zeichen.

☑ b. ruft beim Patienten meist eine starke Abwehrreaktion aus. ✔ Richtig! Aufgrund eines wahrscheinlichen Entzündungsprozesses fühlt der Patient beim Druck der Finger unterhalb des Rippenbogens starke Schmerzen.

☑ c. ist ein Ergebnis einer Untersuchungsmethode. Der Arzt drückt seine Finger während der Inspiration des Patienten unterhalb des Rippenbogens. ✔ Richtig!

☑ d. stellt einen Hinweis auf einen entzündlichen Prozess der Gallenblase dar. ✔ Richtig! Der Patient fühlt beim Druck der Finger unterhalb des Rippenbogens starke Schmerzen. Dies ist meist ein Zeichen einer Cholezystitis. Falls diese Palpation keine Schmerzen verursachen würde, wäre es das Courvoisier Zeichen, das zusammen mit einem Ikterus ein Hinweis auf ein distales Gallengangs-, Papillen- oder Pankreaskopfkarzinom darstellt.

☑ e. ist eine Komplikation des Gallensteinleidens. Die vergrößerte Gallenblase drückt hierbei auf den Ducuts hepaticus communis. ✖ Leider falsch. Du meinst bestimmt das Mirizzi-Syndrom.

Prüfen

Abb. 6.2 Screenshot einer digitalen Übungsaufgabe mit Rückmeldungen

Learningapps.org ist im Rahmen einer Doktorarbeit entstanden und steht als kostenloses OER Angebot zur Verfügung. Unter "Apps durchstöbern" kann auf von anderen Lehrerkollegen bereits erstellten Apps zurückgegriffen werden, indem einfach der Link zur konstruierten App kopiert wird. Unter der Rubrik Berufliche Bildung sind auch für die Pflege zahlreich erstellte Apps zu finden. Der Link zu den Apps kann dann z. B. in einer Lernplattform plaziert werden, oder es wird von diesem Link ein QR Code generiert, der dann mit Smartphones im Präsenzunterricht abfotografiert werden kann.

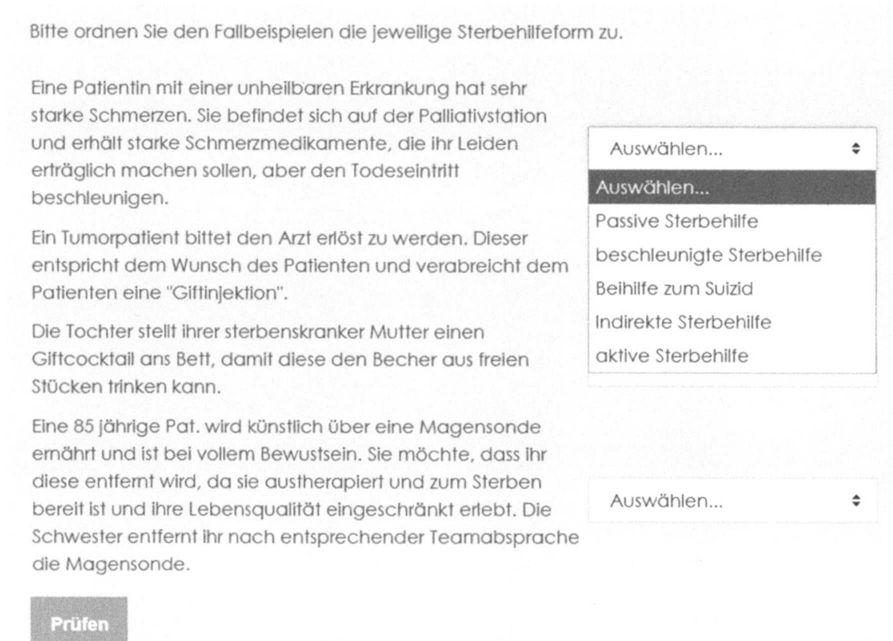

Abb. 6.3   Screenshot einer Zuordnungsaufgabe

Es stehen hier vielfältige Aufgabenarten zur Verfügung, z. B. Lückentexte, Gruppenzuordnung, Multiple- Choice, Zuordnungsaufgaben, Millionenspiel oder Zuordnung auf einem Bild.

Weitere Testgeneratoren sind beispielsweise testmoz.com; Kahoot oder Quizlet.

6.7   E- Portfolios

E-Portfolios sind digitale Sammelmappen, die Dokumente und persönliche Artefakte eines Lerners enthalten. Schon lange bekannt ist das Konzept im künstlerischen Bereich.

Außerdem soll mithilfe der E-Portfolios der individuelle Kompetenzerwerb sichtbar gemacht werden, der im Rahmen formellen und informellen Lernens erfolgen kann.

Ein E-Portfolio kann den Mitarbeiter bei seinem „Planungsbüro der eigenen Berufsbiografie" unterstützen (Elsholz 2013, S. 3).

Das eigene Kompetenzprofil und die Lernergebnisse können in Form eines Präsentations- oder Bewerbungsportfolios auch bei Bedarf öffentlich sichtbar gemacht werden (Arnold et al. 2018, S. 334 f.).

Ein Portfolio ermöglicht eine selbstbestimmte Leistungsfeststellung. Zudem fördert es die Lernreflexion und das aktive, selbstorganisierte Lernen. Der selbstreflexive Umgang mit den bereits bestehenden Fähigkeiten, Kompetenzen und Erfahrungen kann als Voraussetzung für die weitere Kompetenzentwicklung gesehen werden.

Ein individuell geführtes E-Portfolio kann Bestandteil einer persönlichen Lernumgebung sein. Häufig werden eigeninitiativ betriebene E-Portfolios in Form eines Weblogs mit Wordpress technisch umgesetzt. Außerdem kann ein E-Portfolio auch in virtuellen Lernumgebungen integriert werden, z. B. mit „Exabis", einem Moodle- Plugin mit E-Portfolio- Funktionalitäten, oder auch „Mahara", das in die Moodle- Lernumgebung als „Mahoodle" integriert werden kann. Diese E-Portfolios sind meist Komponenten einer institutionellen Lösung zur Begleitung der

Kompetenzentwicklung und der Erfassung von Lernergebnissen (Rohs und Elsholz 2014, S. 13). Hier ist es sinnvoll, dass das System so gestaltet wird, dass ein Auszubildender oder Mitarbeiter z. B. beim Ausbildungsende oder einem Arbeitsplatzwechsel seine persönlichen Lerndokumente exportieren kann. Ebenfalls sollte ihm die technische Funktionalität zur Verfügung stehen, welche Inhalte er nun öffentlich sichtbar macht und welche nicht.

Als fertige Konzepte von E-Portfolios für bestimmte Zielgruppen gibt es z. B. den Berufswahlpass-Online für Schüler allgemeinbildender Schulen. Für Beschäftigte in kleinen und mittleren Unternehmen gibt es das KMU-Kompetenzbuch, das sowohl zur Kompetenzdokumentation als auch zur Personalentwicklung dient.

Einerseits erfüllen E-Portfolios den Zweck die Selbstvermarktungsstrategien der Nutzer zu verbessern, andererseits sollen sie aber vorrangig deren berufsbiografische Gestaltungskompetenz fördern (ebd., S. 197). Gerade deswegen wäre ein Umgang mit E-Portfolios schon in der beruflichen Erstausbildung sinnvoll. E-Portfolios bieten hier mehrere Potenziale:

Schon zu Beginn der Ausbildung könnte ein vorstrukturiertes Portfolio, das die Handlungsfelder des jeweiligen Berufes enthält, eine optimale Orientierung für die Auszubildenden darstellen. Natürlich werden zwar auch Rahmenlehrpläne, Curricula und Praxismappen zu Beginn der Ausbildung besprochen, allerdings ist eine Verinnerlichung und Vernetzung dieser Komponenten im weiteren Ausbildungsverlauf für die Auszubildenden nicht immer einfach. Hier bietet das Portfolio eine wesentlich bessere Übersichtlichkeit und Zuordnungsmöglichkeit. Es hilft dabei zu verdeutlichen, was den Beruf ausmacht und fördert auf diese Weise eine stärkere Identifikation mit dem eigenen Beruf. Es sollen zudem sowohl die Unterrichtsinhalte im Lernort Schule als auch die erlernten Inhalte im Lernort Praxis den Handlungsfeldern zugeordnet werden, sodass auch für die Auszubildenden eine „Lernortkooperation im Kopf" gefördert wird (Elsholz 2013, S. 8). Die Berufsschule

kann die Portfolios didaktisch sinnvoll im Unterricht einsetzen, indem z. B. die Auszubildenden ihre Einträge untereinander vergleichen sollen. Anhand der Einträge kann auch eine individuelle Beratung durch die Lehrenden im Sinne einer Lernprozessbegleitung erfolgen. Dadurch, dass auch alle Lernergebnisse bzw. ebenso alle anderen produzierten Artefakte des Auszubildenden im eigenen Portfolio gespeichert werden, können am Ende der Ausbildung diese Inhalte und sichtbar gemachten individuellen Stärken für Bewerbungen genutzt werden.

Leider haben sich E-Portfolios bisher nur gut im Hochschulbereich und in handwerklich-technischen Berufen durchgesetzt. In Gesundheitsberufen sind diese eher selten anzutreffen. Das mag daran liegen, dass allgemein noch wenig digitale Medien in der Ausbildung genutzt werden.

▶ Bei einer bestehenden Lernplattform lohnt es sich auf jeden Fall die Integration eines E-Portfolio- Plugins vorzunehmen. Für eine digitale Zuordnungsmöglichkeit der Inhalte aus Theorie und Praxis lassen sich ebenso die eigenen Ordner und Blogs auf den virtuellen Lernumgebungen nutzen. Ein Portfolio unterstützt durch die gezielte Reflexion die berufliche Handlungsfähigkeit der Auszubildenden.

6.8 Medienbildung

Die Integration digitaler Medien in Bildungskontexten sollte neben der Ausnutzung der Potenziale digitaler Medien für das selbstgesteuerte Lernen auch aufgrund der Stärkung der Medienkompetenz und der Medienbildung erfolgen.

Hilfreich hierzu ist die Kenntnis des Medienkompetenzmodells nach Baacke (1996) und des Dagstuhl- Modells.

Die Kultusministerkonferenz (2017) hat in ihrer Strategie „Bildung in der digitalen Welt" sechs Kompetenzbereiche definiert, die es im formalen Bildungskontext aufzubauen gilt:

Suchen, Verarbeiten und Aufbewahren; Kommunizieren und Kooperieren; Produzieren und Präsentieren; Schützen und sicher Agieren; Problemlösen und Handeln; Analysieren und Reflektieren.

Es gilt bei der Medienbildung Handhabungs-, Recherche- sowie Kommunikations- und Strukturierungsfähigkeiten sowie -fertigkeiten zu entwickeln. Ebenfalls eine Problemlösungs-, Entscheidungs- und Gestaltungsfähigkeit wie auch die Fähigkeit zur Analyse und Bewertung von Medienangeboten.

Wie beschrieben sind diese Komponenten auch in den Rahmenplänen der Fachkommission zum Pflegeberufegesetz berücksichtigt worden. Die Auszubildenden sollen ihre digitalen Kompetenzen für das Lebenslange Lernen nutzen, eine Recherchefähigkeit aufbauen, Kenntnisse über digitale Technologien im Gesundheitswesen haben, über diese informieren und beraten können. In Kontextbedingungen, in denen analoge und digitale Alternativen bestehen, soll entschieden werden können, welche Alternative in der jeweiligen Situation und beim jeweiligen individuellen Patienten am besten geeignet ist. Dafür ist es erforderlich, zunächst, wenn möglich, Selbsterfahrung zu ermöglichen, z. B. selbst Erfahrung mit synchronen und asynchronen Kommunikationsmedien zu gewinnen, eine Forumsdiskussion zu führen, etc., Gesundheits-Apps zu kennen, denn nur dann kann hierzu beraten werden.

Im Feld des reflektierten Umgangs mit medialen Möglichkeiten bietet sich folgende Abfolge an:

Zunächst wird erkundungsorientiert vorgegangen. Welche digitalen Angebote gibt es?

Anschließend ist ein problemorientiertes Vorgehen gegeben. Es geht um die qualitative Analyse. Beim entscheidungsorientierten Vorgehen ist es wichtig, dass die Lernenden z. B. über anschauliche Fallbeispiele sich in andere betroffene Personen hineinversetzen können. Empathieaufbau ist äußerst wichtig.

So ist es sinnvoll sich zunächst z. B. über Gesundheits-Apps zu informieren. Welche gibt es und welche Informationen und Hilfeleistungen bieten diese an? Wie ist die Qualität der dargebotenen Inhalte? Sind diese für Laien verständlich? Der medienkritische Blick ist zu entwickeln.

Das gestaltungsorientierte Vorgehen ist für den Aufbau einer proaktiven Nutzung angebracht.

Wie ist im Beispiel der Gesundheits-Apps die Usability der Anwendung? Welche Daten werden gespeichert? Wie werden Apps eigentlich erstellt? (Tulodziecki et al. 2019, S. 200 f.).

Während die Facebook-Nutzung für die Auszubildenden heutzutage keine Rolle mehr spielt und daher bezüglich der kritischen Reflexion über den eigenen Auftritt in diesem Tool keine Diskussion mehr erfolgen muss, so ist es dennoch ein wichtiges Thema, das im Unterricht besprochen werden sollte. Die eigene Selbstdarstellung erfolgt nun bei WhatsApp, Instagram oder Snapchat.

Zum Aufbau eines Berufsethos und Wahrung der Patientenwürde gehört es u. a. den Auszubildenden zu vermitteln, dass Persönlichkeitsrechte des Patienten beachtet werden müssen und beispielsweise keine Fotos von ihm auf WhatsApp hochgeladen werden dürfen.

Die medienkritische Komponente der Medienkompetenz kann gut durch Fallbeispiele vermittelt werden, in denen Personen aus der eigenen Altersgruppe vorkommen.

Neben der Wichtigkeit des aufmerksamen Lesens von AGBs bei der Installation von Apps und der damit häufig verbundenen gleichzeitigen Abgabe der Rechte an eigenen Bildern, sollte auch die Funktionsweise von Suchmaschinen erläutert werden.

Die Grundlagenvermittlung zum Datenschutz und zum Urheberrecht ist wichtig, bevor eine Veröffentlichung im Internet, z. B. von Gruppenaufgaben in Form eines Weblogs, erfolgt.

Lehrende sollten nicht aus Unsicherheit auf diese Potenziale der aktiven Partizipation im Internet verzichten, denn es gilt auch für diese Form der Teilhabe zu befähigen (Arnold et al. 2018, S. 449).

6.9 Digitale Kommunikationsmedien für das Lernen

In diesem Kapitel erfolgt bei der Vorstellung der kommunikativen Tools eine Unterteilung in synchronen (zeitgleichen) und asynchronen (zeitunabhängigen) Kommunikationsmedien. Zudem wird der Fokus auf Kommunikationsmedien gelegt, die im formalen Kontext genutzt werden sollten, um die Lernenden für das informelle Lernen und den Erfahrungsaustausch in Netzwerken zu befähigen.

Informationen zu den erforderlichen Kompetenzen Lehrender in digitalen kooperativen Settings sind in Abschn. 5.2 zu finden.

Bezüglich der bestehenden beruflichen Netzwerke sollte eine Information und Vorstellung im Rahmen des Themenfeldes Lebenslanges Lernen und Kompetenzentwicklung erfolgen.

Seit Social Software ist die Möglichkeit der Gruppen- und Netzwerkbildung sowie des Wissensaustauschs nahezu grenzenlos geworden. Alle Mitarbeiter eines Unternehmens oder auch einer Berufsgruppe, die in verschiedenen Unternehmen arbeiten, aber natürlich auch alle anderen weltweit verstreuten Nutzer mit den gleichen Interessen können ihr Erfahrungswissen in einem Netzwerk, einer Community of Practice, einbringen. Die Weisheit des Netzwerkes ist hierbei die Grundlage. Das kooperative Lernen wirkt sich allgemein positiv auf die Motivation und den Lernerfolg aus. Das Gespräch mit Anderen ermöglicht das Überprüfen eigener Wissensbestände, das Bereinigen von Fehlern, die gemeinsame Zielfindung und die Erkenntnis im Dialog (Faulstich 2013, S. 184).

Für den Pflegeberuf gibt es bei weitem noch nicht so viele Angebote wie in anderen Berufsgruppen. Als Foren seien beispielhaft krankenschwester.de und pflegeboard.de genannt. Einige institutionelle Vereinigungen haben auch einen Facebook- Auftritt für den Austausch.

Größere Verbundskrankenhäuser oder Pflegeeinrichtungen haben für ihre Mitarbeiter mittlerweile Community-Plattformen zum Austausch von Wissen, Erfahrungen und Best Practices.

Auch Patricia Benner (2012) empfahl, wie bereits erwähnt, schon Anfang der 1990er Jahre das kooperative Lernen und den Erfahrungsaustausch für den Kompetenzaufbau in der Pflege.

Um auf eine Partizipation nach der Ausbildung vorzubereiten, sollten digitale Kommunikationsmedien, wie z. B. das Forum auch in der Aus-, Fort- und Weiterbildung genutzt werden. Außerdem bieten diese Medien Potenziale und Vorteile gegenüber Diskussionen im Präsenzunterricht, wie in den folgenden Unterkapiteln verdeutlicht wird.

Da auch in den Rahmenplänen zum Pflegeberufereformgesetz vermerkt ist, Kompetenzen zur Online-Beratung und Telenursing aufzubauen, sollten z. B. an E-Learning Tagen neben einer Lernplattform auch virtuelle Klassenzimmer genutzt werden. Es werden zwar für Videosprechstunden andere Systeme genutzt, z. B. Red medical, die sich jedoch von der Funktionsweise von den virtuellen Klassenzimmern kaum unterscheiden.

Messenger Systeme wie WhatsApp werden, wie die JIM-Studie aufzeigt, neben Youtube von den Jugendlichen am liebsten und am häufigsten genutzt. Auch beim Eingeben der Nachrichten liegen Jugendliche vorn und lassen Vertreter älterer Generationen hierbei mit einem Staunen zurück. Zu diesem Medium sollte eine kritische Blickweise eröffnet werden und im Rahmen der Medienbildung Erwähnung finden. Es geht hierbei um Persönlichkeitsrechte und Datenschutzverletzung. Aus diesen Gründen sollten Lehrende auch nicht WhatsApp für die Kommunikation nutzen. Zum Aufbau der Medienkompetenz sollte auf Alternativen zurückgegriffen werden, wie z. B. auf die Kommunikationsmöglichkeiten in einer Lernplattform. Mit Einverständnis der volljährigen Lernenden könnte auch beispielsweise der sichere Messenger Signal genutzt werden.

Synchrone Kommunikationsmedien wie Chats, oder Videokonferenzen eignen sich für konvergente Prozesse, z. B. für eine Informationsverdichtung oder eine gemeinsame

Absprache. Es kann eine unmittelbare Rückmeldung der Gruppenmitglieder oder des Lernbegleiters erfolgen.

Für divergente Prozesse, z. B. für Phasen der Informationsübermittlung oder -sammlung, eignen sich wiederum asynchrone Medien, wie z. B. E-Mails oder ein Forum. In Foren ist ein paralleles Arbeiten möglich und die Rückmeldung erfolgt zeitversetzt. Die Beiträge können vorher besser durchdacht und überprüft sowie bei Bedarf auch revidiert werden. Auch sind diese dann nach dem Verschicken länger bzw. dauerhaft verfügbar und können auch zu einem späteren Zeitpunkt nochmal von allen in Ruhe durchgelesen werden. Diese Medien sollten für den Wissenserwerb, Wissensaustausch oder für die Phase der Ideengenerierung gewählt werden (Arnold et al. 2018, S. 293 ff.).

In den folgenden Unterkapiteln werden als synchrones Medium das virtuelle Klassenzimmer bzw. der synchrone Konferenzraum vorgestellt.

Das asynchrone Kommunikationsmedium Forum bietet viele Potenziale. Die zu beachtenden Unterstützungsmaßnahmen seitens einer Lehrkraft werden aufgezeigt.

▶ Digitale Kommunikationsmedien müssen in der Aus-, und Weiterbildung angewandt werden, um die Lernenden auf die Herausforderungen der Zukunft – Telenursing, Online-Beratung- zu befähigen. Ohne Selbsterfahrung ist kaum eine reflexive Kompetenz möglich.

6.9.1 Das virtuelle Klassenzimmer

Virtuelle Klassenzimmer werden auch als Online-Konferenzräume bezeichnet, wenn diese für den Austausch von Mitarbeitern einer Firma genutzt werden. Im Rahmen von Vorträgen für einen großen Zuhörerkreis spricht man auch von Online-Webinaren oder Online- Seminaren.

Zeitgleich können Teilnehmer, meist über einen Link oder einen Zugangscode, in einen Online- Raum gelangen, in dem eine Videoüber-

tragung oder eine Präsentation erfolgt und die Kommunikation mit Mikrofon und über Chat möglich ist (Arnold et al. 2018, S. 89). Einige Anbieter ermöglichen auch die Einwahl über ein Telefon, z. B. GotoMeeting. Adobe Connect ist technisch sehr ausgereift und für Hochschulen kostenlos, ansonsten mit hohen Kosten verbunden.

Natürlich ist es dank der digitalen Medien eine beeindruckende Möglichkeit z. B. dem Vortrag einer bedeutenden Persönlichkeit zu folgen, die sich gerade in einem anderen Kontinent befindet, auch die anderen Teilnehmer sind ortsverteilt und können dennoch zeitgleich miteinander kommunizieren.

Voraussetzung ist ein technisch einwandfrei funktionierendes System und eine gute Internetverbindung. In der Quarantänezeit aufgrund der Corona-Krise ist zu bestimmten Zeiten eine starke Internetüberlastung bemerkbar gewesen, wodurch die Verbindung ins Stocken geriet. Auch gibt es Schwierigkeiten bei einigen Teilnehmern bezüglich der korrekten Einstellung von Lautsprechern, Mikrofonen und Kameras.

Es ist empfehlenswert den Teilnehmern frühzeitig eine Einwahlmöglichkeit zu geben und eine Schritt für Schritt Anleitung zu erstellen, damit in Ruhe vorher ggf. die geforderte App heruntergeladen wird und die Audio-Einstellungen getestet sowie eingestellt werden können.

Vor dem Vortrag sollte der Lehrende darauf hinweisen, dass die Teilnehmer ihre Mikrofone ausstellen sollten bzw. er kann dieses selbst vornehmen, denn sonst ist jedes Geräusch von den anderen Teilnehmern hörbar bzw. diese sprechen unkontrolliert hinein und es entsteht eine unangenehme Unruhe.

Die Teilnehmer können ihre Fragen in das Chatfenster eingeben, oder geben ein Zeichen, wenn sie selbst das Wort übernehmen möchten. Das genaue Vorgehen sollte anfangs vom Lehrenden geklärt werden. Nach dem Unterricht oder in Pausen geht dann der Lehrende auf die Fragen der Teilnehmer ein.

Pädagogisch gesehen handelt es sich eher um einen Frontalunterricht, denn eine Direkte

Instruktion mit einem Diskurs ist aufgrund technischer Gegebenheiten schlechter möglich als im Präsenzunterricht bzw. es gilt viele Aspekte zu beachten (siehe oben).

Die alleinige Nutzung von virtuellen Klassenzimmern verkennt die zahlreichen weiteren Potenziale digitaler Medien. Dennoch sollte diese Anwendung im Rahmen der Ausbildung kennengelernt werden, damit auf diese Weise eine Selbsterfahrung ermöglicht wird. Die Auszubildenden des professionellen Pflegeberufs sollen z. B. dazu befähigt werden zu entscheiden, in welchem Fall eine Online- Visite zu bevorzugen ist. Hierfür ist es erforderlich dieses Tool und seine Potenziale sowie Hürden genau zu kennen.

Natürlich ist es ebenfalls für eine Gruppe, für die ein Präsenztreffen nicht möglich ist, eine gute Alternative des Kennenlernens.

Die Meetings können aufgezeichnet werden, sodass Teilnehmer, die nicht teilnehmen konnten, oder technische Probleme hatten, die Aufzeichnung in Ruhe noch einmal anschauen können. Die als Video in mp4 Format aufgenommene Aufzeichnung kann dann auch auf eine Lernplattform geladen werden.

▶ **Tipp**

Das virtuelle Klassenzimmer eignet sich für konvergente Prozesse, z. B. für die Informationsverdichtung bzw. -zusammenfassung, Klärung letzter Fragen oder für eine gemeinsame Absprache mit unmittelbarer Rückmeldung.

Einige Systeme ermöglichen die Abgabe der Moderatorenrechte an die Teilnehmer, sodass beispielsweise auch Gruppenarbeiten oder Präsentationen seitens der Teilnehmer durchführbar sind.

6.9.2 Forumsdiskussionen

Bei Präsenzdiskussionen trauen sich oft einige Mitglieder nicht, aufgrund von Gruppenkonformität, oder der Dominanz anderer, etwas zu sagen, (Schulz-Hardt und Brodbeck 2014). Kommunikation mit reichhaltigen Medien, d. h. mit vielen Hinweisreizen, wie die Face-to Face- Kommunikation, ist nicht immer am geeignetsten, denn es kann zu Ablenkungen von der eigentlichen Aufgabe kommen, oder zu einer Überkomplizierung der Situation (Schwabe 2012, S. 228).

Es wurde durch Studien belegt, dass sich Teilnehmer bei der computervermittelten Kommunikation aufgabenorientierter verhalten und die Partizipation ausgeglichener ist als in der Face-To-Face-Kommunikation. Statusunterschiede und andere Benachteiligungen werden in der textbasierten Kommunikation herausgefiltert. Vorurteile oder Stereotypdenken können dann nicht so einen großen Einfluss nehmen (Döring 2010, S. 166).

Showers et al. (2015) konnten aufzeigen, dass der Partizipationsgrad in einem Community-Forum größer war als in der Face-to Face-Kommunikation.

Diese Kommunikationsart stärkt ebenfalls die schriftliche Ausdruckskraft. Die Beiträge werden besser durchdacht und ausformuliert als ein spontaner Redebeitrag. Die Besonderheit eines Forums ist zudem, dass parallel an mehreren Diskussionssträngen diskutiert werden kann. Dieses Multithreading ermöglicht eine reflektierte Interaktivität. Außerdem wird dadurch auch ein geringerer Konsensdruck erzeugt als in einer synchronen Diskussion. Foren eignen sich besonders gut für den reflektierten Erfahrungsaustausch (Ullrich und Schiek 2014, S. 468 f.). Ebenso werden durch die angestoßenen Reflexionsprozesse metakognitive Kompetenzen gestärkt (Seufert 2013, S. 434 f.)

▶ **Wichtig**

Mehrere Studien zu Forumsdiskussionen belegen die Potenziale:

- Verhalten der Teilnehmer ist aufgabenorientierter
- Partizipationsgrad ist höher und ausgeglichener als im Präsenzunterricht
- schriftliche Ausdruckskraft wird gestärkt
- hoher reflektierter Erfahrungsaustausch
- Stärkung metakognitiver Kompetenzen

Auch eigene Erfahrungen und die durchgeführte quantitative sowie qualitative Evaluation konnten diese Aspekte bestätigen. Teilnehmer, die sich im Präsenzunterricht kaum beteiligten, verfassten sehr lange Forumsbeiträge. Die Diskussionen gehen sehr in die Tiefe und Teilnehmer geben viel von ihren Erfahrungen preis. Aussagen der Lernenden bestätigten, dass sie es sehr gut finden die Beiträge später noch einmal in Ruhe lesen zu können. Auch das parallele Diskutieren, zwar zu einem Thema, aber zu mehreren Threads, Diskussionssträngen, wurde als positiv beschrieben. Ebenfalls wurde ein Lernzuwachs beim Umgang mit dem Forum allgemein angegeben und dass bei den Diskussionen voneinander gelernt werden konnte (Ortmann-Welp 2019, S. 53 f.).

Foren als asynchrone Medien eignen sich für divergente Prozesse, z. B. für Phasen der Informationsübermittlung oder -sammlung. Dieses Medium kann auch für eine Diskussion zur Aktivierung des Vorwissens, für den Wissenserwerb, den Wissensaustausch oder für die Phase der Ideengenerierung gewählt werden. Es ist ein paralleles Arbeiten möglich und die Rückmeldung erfolgt zeitversetzt. Die Beiträge können vorher besser durchdacht und überprüft sowie bei Bedarf auch revidiert werden. Auch sind diese dann nach dem Verschicken länger bzw. dauerhaft verfügbar und können auch zu einem späteren Zeitpunkt nochmal von allen in Ruhe durchgelesen werden.

Wie in Abschn. 5.2 beschrieben kann auch in der textbasierten Kommunikation eine soziale Präsenz geschaffen werden. Dieses kann beispielsweise durch Profilbilder, oder ein vorheriges Kennenlernen über Steckbriefe mit einem kooperativen Editor auf einer Lernplattform erfolgen. Auch die Unterstützung durch die Lehrenden wirkt sich positiv auf die soziale Präsenz aus (Kerres 2018, S. 207 f.).

Nonverbales Verhalten wird bei der textbasierten Computervermittelten Kommunikation auch über die Länge der Nachricht, den Kommunikationsstil und den Gebrauch von Emoticons kommuniziert. Dabei wird der Einsatz von Emoticons im Vergleich zur FtF-Kommunikation äußerst bewusst, also überlegt und absichtlich, gewählt (Boos et al 2009, S. 66 f.).

Vor der ersten Nutzung einer Forumsdiskussion ist es wichtig eine Vorabinformation zu liefern, welche Möglichkeiten ein Forum bietet und wofür es genutzt wird. Auch sollten die bestehenden Berufsforen erwähnt und angeschaut werden. Diese Vorabinformation kann entweder im Präsenzunterricht unter der Thematik Lebenslanges Lernen und Kompetenzentwicklung durchgeführt werden oder auch in dem Arbeitsauftrag bzw. Zeitplan für den E-Learning- Tag erfolgen. Auf diesem Auftrag können die bestehenden Berufsforen als Link vermerkt werden, die dann nach der Kursdiskussion besucht werden sollen. Ebenso ist es wichtig zu erwähnen, dass in Forumsbeiträgen ganze Sätze geschrieben und die Rechtschreib- und die Grammatikregeln beachtet werden.

Die vorherige Vereinbarung einer Netiquette erfolgt vor dem Start der Diskussion. Diese kann ebenfalls im Präsenzunterricht, oder auf dem Arbeitsauftrag vermerkt werden.

Beispiel

Netiquette

Zu beachten: ☞ Gerade in Forumsbeiträgen wird auf eine Netiquette geachtet: Eine respektvolle Kommunikationsart ist die Regel. Beleidigungen etc. werden vermieden. Geantwortet wird Ich- Bezogen (z. B. „Ich bin der Meinung…“, „Meiner Meinung nach…“, „Hier würde ich Dir widersprechen“… etc., anstatt z. B. „Das ist quatsch“, „Du redest Mist…“ etc.).

Wenn Sie z. B. Bezug nehmen möchten auf einen bestimmten Beitrag von beispielsweise Julia und es sind schon andere Beiträge im gleichen Thread, dann können Sie mittels „@Julia“ auf den Beitrag von Julia Bezug nehmen. ◄

Bei den möglichen Diskussionsthemen gibt es eigentlich keine Einschränkungen. Die Teilnehmer sollten eigenes Vorwissen oder eigene Erfahrungen mitbringen können.

So kann ein Forum als Start für eine Thematik genutzt werden, um bestehendes

Vorwissen zu aktivieren. Auch ist es möglich nach dem Wissensinput ein Forum für die Beantwortung abschließender, noch nicht geklärter Fragen, zur Verfügung zu stellen.

Ebenfalls eignen sich Foren sehr gut für einen Austausch, bei dem die Teilnehmer ihre verschiedenen Erfahrungen zusammentragen.

Allerdings ist es wichtig, dass die Lehrende zu Beginn mehrere Diskussionsstränge zu einer Thematik erstellt, die die Diskussion anstoßen. Nurwenn das Forum zur Klärung abschließender Fragen dient, kann darauf verzichtet werden.

Es wird dann gebeten, z. B. mindestens auf zwei von den drei Diskussionssträngen zu antworten. Auf diese Weise wird eine persönliche Auswahlmöglichkeit geschaffen und kein demotivierender Zwang ausgelöst, denn die Teilnehmer können dann in Ruhe lesen und sich überlegen, zu welchem Diskussionsstrang ihnen etwas einfällt bzw. sie etwas sagen möchten. Selbstbestimmtes Handeln steigert die Motivation und tatsächlich, wenn die Diskussion so in Gang gesetzt wurde, antworten die Teilnehmer auf die Beiträge der anderen und schreiben natürlich dann wesentlich mehr als nur die zu Beginn gewünschten zwei Beiträge. Manchmal steigen sie auch in den dritten Diskussionsstrang ein, zu dem sie anfangs nichts geschrieben haben, da sie nun auf den Beitrag der anderen antworten können.

Die Lehrende ist für das „in Gang halten" der Diskussion durch Einbringen von verschiedenen Impulsen verantwortlich. Hier ist auch die delikate Balance zwischen Zurückhaltung und Intervention wichtig. Die Lehrende kann passend zum Diskussionsstand Impulse für weitere Gedankenanstöße oder neue Informationen liefern, z. B. einen Link zu einer Internetseite. Natürlich ist es auch wichtig Fragen, die offenstehen, zu beantworten. Hier sollte man als Lehrende kurz abwarten, ob nicht einer der Kurskollegen eine Antwort verfasst. Es sei denn, es ist eine Frage, von der man als Lehrende davon ausgehen kann, dass nur sie diese beantworten kann. Falls eine Diskussion sich zu sehr ausweitet, können kurze Zusammenfassungen über den Diskussionsstand eingestellt, oder die verschiedenen Argumentationen in neue Threads

übergeleitet werden (Arnold et al. 2018, S. 299; Bett und Gaiser 2010, S. 4 f.; Boos et al. 2009, S. 58).

Es können eigene Foren kostenlos erstellt bzw. gehostet werden. In Lernplattformen steht das Forum als Aktivität zur Verfügung.

Beispiel

Diskussionsthemen

Gute Erfahrungen wurde in Weiterbildungskursen mit dem Thema Ethik und Patientenverfügung gemacht. Als Start wurde die Forumsdiskussion gewählt, um Vorwissen zu aktivieren und auf das Thema einzustimmen. Ein Diskussionsstrang war: „Haben Sie selbst bereits eine Patientenverfügung erstellt, oder Angehörige hierzu beraten?" Der zweite Strang: „Welche Erfahrungen haben Sie bereits im Umgang mit Patientenverfügungen in der Praxis gemacht?" Ein dritter Thread: „Welche ethischen Dilemmasituationen haben Sie bereits erlebt?" Der Austausch ist zu dieser Thematik stets sehr intensiv.

Auch empfehlenswert sind Themen, bei denen es nützlich ist, dass die Teilnehmer diese Informationen später noch lesen können bzw. im Forum zur Verfügung haben. So wurde eine Forumsdiskussion zur Mitarbeiterbindung geführt. Die Teilnehmer schrieben dann die jeweiligen Maßnahmen in ihrer eigenen Einrichtung, z. B. firmeneigene Kita, Zielvereinbarungsgespräche. Die Teilnehmer beschrieben auch die genauen Hintergründe aus welchen Gründen eine Maßnahme scheiterte, oder erfolgreich war. Diese Sicherung wäre im Präsenzunterricht kaum möglich gewesen. ◄

Fazit

Foren eignen sich für die Informationsübermittlung oder -sammlung. Dieses Medium kann auch für eine Diskussion zur

Aktivierung des Vorwissens, für den Wissenserwerb, den Wissensaustausch oder für die Phase der Ideengenerierung gewählt werden.

Wichtig um die Lernenden für das Lebenslange Lernen in Form von Erfahrungsaustausch in beruflichen Netzwerken vorzubereiten. ◄

6.10 Kooperative Editoren für die Kollaboration

Das Internet ist nicht mehr nur ein Abrufmedium, sondern wird vom Partizipationsgedanken durchzogen (Braun-Goertz 2012, S. 12).

CSCL- Arrangements (Computer Supported Collaborative Learning) beinhalten nicht nur den Kommunikationsaustausch, sondern auch diverse medientechnische Werkzeuge zur Unterstützung von Koordination, Kooperation und Kollaboration in Lerngruppen über räumliche und zeitliche Grenzen hinaus. Diese Werkzeuge werden auch Application Sharing Tools genannt. Der entscheidende Unterschied zwischen Kooperation und Kollaboration besteht darin, dass sich Kollaboration durch ein gemeinsames, von allen am Lernprozess Beteiligten geteiltes Ziel auszeichnet oder dass bei der Zusammenarbeit ein großer Wert auf das Aushandeln gemeinsamer Ziele, Prozesse und Ergebnisse gelegt wird.

Die Notwendigkeit zum Einsatz von Kollaborationssystemen entstand auch, weil viele Arbeitnehmer heute nicht am gleichen Ort und zur gleichen Zeit arbeiten. Mehrbenutzer- oder Kooperative Editoren ermöglichen nicht nur eine gemeinsame Datenablage, sondern die gemeinsame Erstellung und gleichzeitige Bearbeitung eines Textes oder eines anderen Artefakts über räumliche Grenzen hinweg.

Die CSCL- Technologie bietet spezielle Werkzeuge, um z. B. Koordinationsverluste zu vermeiden. Mithilfe sogenannter sozialer Protokolle sind die Handlungsschritte der einzelnen Mitglieder abrufbar und über Floor-Control können bei Bedarf die Zugänge gesteuert werden. Auch ist mit

Hilfe von Awareness- Tools soziale Wahrnehmung möglich, d. h. auch bei textbasierter Kommunikation können die soziale Präsenz und die Aktivitäten der Mitglieder dargestellt und so wahrgenommen werden, z. B. über Avatars und verschieden gefärbte Cursor. Mit dem Collaborative Writing wird ein ähnlicher Effekt erzielt, als würden die Bearbeiter zusammen am gleichen Endgerät sitzen (Schwabe 2012, S. 11; Azadegan und Harteveld 2014).

Ein Beispiel für Kooperative Editoren, die das Collaborative Writing ermöglichen, ist das an Microsoft Office angelehnte *Google Docs*. Es beinhaltet u. a. Editoren für Textdokumente, Präsentationen, Tabellenkalkulationen und Zeichnungsobjekte, die über einen Link geteilt und sowohl asynchron als auch synchron bearbeitet werden können. So kann man bei Google Docs sehen, wer von der Gruppe gerade anwesend ist. Bei einer vorhandenen googlemail-Adresse wird der Avatar mit dem richtigen Namen angezeigt. Falls ein Nutzer keine entsprechende Adresse hat, wird der Avatar anonymisiert (z. B. Anonymer Panda). Diese Avatare sind rechts oben zu sehen. Ebenso ist bei dem gemeinsamen Schreibprozess mittels der unterschiedlich gefärbten Teilnehmercursor die Aktivität der einzelnen Gruppenmitglieder ersichtlich (siehe Abb. 6.4). Mittels technischer Raffinessen ist es auf diese Weise möglich, dass die Teilnehmer immer die aktuell bearbeitete Version sehen können, obwohl nahezu zeitgleich andere Teilnehmer den Text verändern. Allerdings kann man sich im Versionsverlauf auch die alten Versionen und Eingaben anzeigen lassen. Im gleichen Werkzeug kann die Gruppe sich für Absprachen mittels einer Kommentar- und einer Chatfunktion synchron austauschen (schwarzer Button mit Kreuz). Die Datei kann auch heruntergeladen werden, allerdings ist dann natürlich keine gemeinsame Bearbeitung mehr möglich. Um das kooperative Dokument zu verlassen wird die Seite oben rechts einfach geschlossen und kann über den Link erneut geöffnet werden (Abts und Mülder 2017, S. 251 f.; Holmer und Jödick 2012, S. 115) (Abb. 6.4).

Gerade Auszubildende sind von dieser Zusammenarbeit beim ersten Mal sehr begeistert. Sie finden die anonymen Avatare lustig und finden es faszinierend, dass sich die farbigen Cursor beim Schreiben bewegen und dass man selber etwas schreibt und gleichzeitig sieht, dass jemand anderes einen Text erstellt. Auch wenn es passiert, dass anfangs aus Spaß etwas vom anderen gelöscht wird, so steht schnell wieder die gemeinsam zu erstellende Arbeitsaufgabe im Fokus der Aufmerksamkeit.

Wecker und Fischer (2014) konnten in ihrer Studie feststellen, dass die Argumentationsfähigkeit von Lernenden durch computergestützte, kollaborative Lernprogramme gesteigert wird.

Beim ersten Mal der Nutzung von kooperativen Editoren kann die Koordination und Selbstorganisation eine Schwierigkeit darstellen, denn neben dem Zurechtfinden auf dem neuen Tool müssen Aufgaben- und Rollenverteilung selbstständig erarbeitet und umgesetzt werden. Hier kann es dann zu Überforderungen und damit zu schlechten Kooperations- und Leistungsergebnissen kommen (Wessner 2012, S. 159).

Aus diesem Grund empfiehlt es sich in einem Arbeitsauftrag bzw. Kooperationsskript die Lernenden in Gruppen aufzuteilen, für jede Gruppe ein eigenes kooperatives Dokument zu erstellen und in dem Dokument eine Voreinteilung vorzunehmen, wer von den Gruppenmitgliedern welche Inhalte schreibt oder Spalte ausfüllt.

Außerdem sollte auch wegen der Übersichtlichkeit die Gruppengröße in einem kooperativen Dokument zehn Teilnehmer nicht überschreiten.

Auch ganz aktuelle Studien bestätigen, dass die Kooperation und Kollaboration von CSCL-Gruppen große Potenziale hat, aber durch entsprechende Unterstützung noch gesteigert werden kann, durch die Erstellung von den erwähnten Kooperationsskripts, mittels Instruktionen und Rollenverteilung sowie der Verdeutlichung der Lernziele und den Regeln der Gruppenaktivität. Die Vorgaben durch die Lehrende können jedoch bei der nächsten Nutzung wieder Step by Step reduziert werden, denn dann kennen die Lernenden dieses Tool (Bause et al. 2018; Mende et al. 2017; Weinberger und Fischer 2012, S. 234 f.). In der eigenen Studie gaben die Teilnehmer an, dass ihnen die Zusammenarbeit in den kooperativen Editoren mit am besten gefallen hat und zum Lernzuwachs führte (Ortmann-Welp 2019, S. 70).

▶ Kooperative Dokumente sind nach einer Erarbeitungsphase empfehlenswert. Die Teilnehmer tragen das Erlernte kooperativ

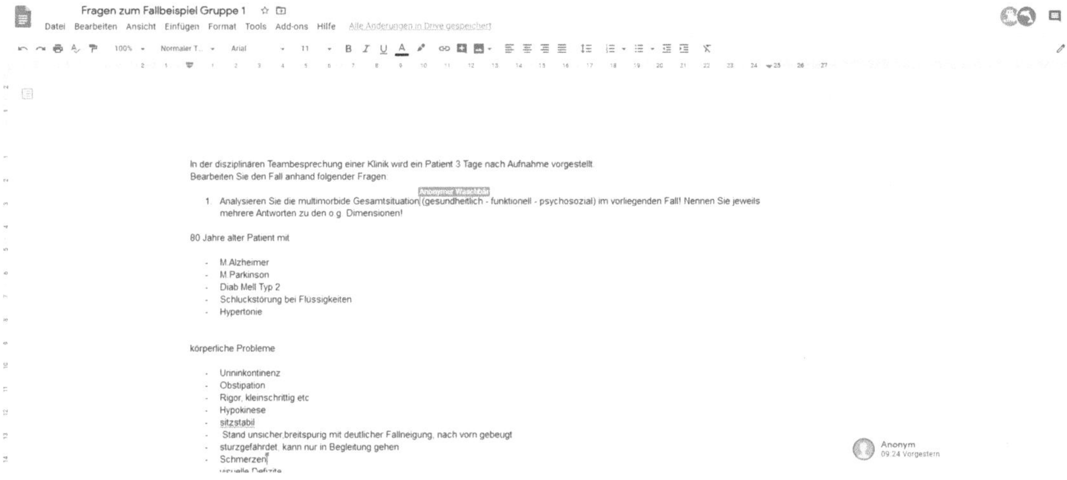

Abb. 6.4 Screenshot eines aktiven Google Docs Dokuments

zusammen. Auch der durch einzelne Gruppen erarbeitete Inhalt kann in einem kooperativen Dokument bearbeitet werden. Gleichzeitig wird die Medienkompetenz gestärkt.

Wenn man als Lehrende auf jeden Fall einen synchronen Bearbeitungsbeginn möchte, dann sollte der Link auch zu einer bestimmten kommunizierten Zeit an die Teilnehmer versandt oder auf einer Lernplattform eingestellt werden. Um die Potenziale des Tools kennenzulernen, ist das auch sinnvoll, denn sonst bemerkt man keinen Unterschied zu einer einfachen Office-Anwendung, wenn jeder einzeln das Dokument bearbeitet.

Eine Besonderheit gibt es für Lehrende in ihrer sozialen Präsenz bei der Zusammenarbeit mit Kooperativen Editoren bzw. dem Application Sharing zu beachten. Hier konnten Bradner und Mark (2001) aufzeigen, dass bei den Teilnehmern Bewertungsangst, eine soziale Hemmung und ein Gefühl des Beobachtet Werdens allein durch die Anwesenheit des Lehrenden ausgelöst wird und dieses dann zu einer schlechteren Leistung führt, da die Kreativität durch das Gefühl des Kontrolliert Werdens gehemmt wird. Es reichte hierbei sogar nur ein Video- Standbild des Lehrenden.

Auch die eigene Erfahrung kann dieses Phänomen bestätigen. Die Teilnehmer nehmen es wahr, dass die Lehrende auf einmal anwesend ist (der Avatar bzw. der Name erscheint beim Betreten des „Raums"), und es folgten die Kommentare „Schaut. Wir werden beobachtet.". Besser ist es z. B. vorher im Arbeitsauftrag zu kommunizieren, dass die Gruppe zunächst anfangs selbstgesteuert das Dokument bearbeiten soll und abschließend, wenn die Gruppe fertig ist, werden durch die Lehrende noch eventuell fehlende Inhaltsergänzungen oder Optimierungen vorgenommen. Am Ende des Elearning Tages werden dann die fertigen Gruppendokumente wieder von den Gruppenmitgliedern besucht und genau angeschaut. Dieses sollte auch gruppenübergreifend erfolgen, damit die Artefakte der anderen Gruppen gelesen und bestaunt werden können.

Auch Autoren, die gemeinsam ein Buch schreiben, greifen auf das kostenlose Google Docs zurück. Lediglich die Person, die das Dokument erstellt, benötigt eine Googlemail-Adresse. Die anderen erhalten den Link zum freigegebenen Dokument. Wichtig bei der Freigabe ist, dass eingestellt wird, dass die Datei nicht nur angesehen, sondern bearbeitet werden darf.

Muuß-Merholz (2019) schreibt in dem kooperativ mit Google Docs erstellten Buch „Routenplaner Digitale Bildung" über dieses Tool: „Google Docs ist nicht nur ein Werkzeug, sondern lädt zu Arbeitsprozessen ein, in denen die Zusammenarbeit, nicht die Hierarchie im Vordergrund steht".

Durch die Nutzung dieser Tools wird die Bedeutung des kollaborativen Lernens gefördert und die einzelne bzw. gemeinsame Verantwortung gefördert und gestärkt. Zudem ist die Kenntnis dieser Tools auch für spätere berufliche Zwecke wichtig, z. B. für die Erstellung gemeinsamer Standards, Checklisten etc. (Bause et al. 2018; Mende et al. 2017; Su et al. 2018).

▶ Gerade beim ersten Mal im Arbeitsauftrag bzw. Kooperationsskript die Gruppenmitglieder aufteilen und Schreibaufträge genau vorgeben, um Koordinationsprobleme zu vermeiden. Bei den nächsten Malen kennen die Lernenden bereits dieses Tool. Um die Kreativität nicht zu stören, die Lernenden selbstgesteuert lernen lassen. Erst abschließend Ergänzungen vornehmen.

Ein anderes Tool mit gleicher Funktion wie Google Docs ist *Edupad*. Der Vorteil durch die Anlage einer Google Mailadresse ist, dass zahlreiche Anwendungen mit dieser zur Verfügung stehen. Neben Google Docs, können auch Tabellen, oder Präsentationen gemeinsam erstellt werden. Präsentationen sollten aufgrund der anfangs schwierigen Koordinationsabsprache angeboten werden, wenn schon eine Übung mit Google Docs erfolgt ist. Dann ist es aber problemlos möglich. Um das Medienhandeln zu stärken, empfiehlt es sich jedoch sowieso verschiedene Tools auszuprobieren.

Google Jamboard bietet die Möglichkeit gemeinsam ein digitales Whiteboard zu nutzen. Auf diese digitale „Pinwand" können u. a. Bilder und Notizen geschrieben bzw. geladen werden. In einem Jamboard können mehrere Pinwände angelegt werden, sodass z. B. auch ein Kennenlernen mittels einer Steckbrief- Vorstellung möglich ist. Jeder Teilnehmer erhält eine eigene Pinwand und kann sich hier mit Bildern und Notes vorstellen. Alle Steckbriefe sind aber über den Link zu dem einen Jamboard erreichbar.

Natürlich kann ein Jamboard auch für eine Gruppenausarbeitung, oder für die Ideengenerierung genutzt werden. Allerdings gibt es nicht wie bei Google Docs die integrierte Austausch- bzw. Kommentarfunktion (siehe Abb. 6.5).

Ein Pendant zu Google Jamboard ist z. B *Conceptboard*, oder auch *Padlet*.

Für das Storytelling, dem Erstellen einer Bildergeschichte, eignet sich *Storybird* oder auch ***PowToon***. Es wird vorwiegend für jüngere Kinder genutzt, doch gerade auch in der Ausbildung für Gesundheitsberufe hat man mit zahlreichen Bildern zu tun (Anatomie-, OP- oder Röntgenbilder). Durch diese Erarbeitung der Beschriftung wird eine kognitive Verarbeitung der Thematik gefördert.

Google Sites ermöglicht die gemeinsame Erstellung von Websites. Auch ist eine WIKI-Funktion integriert. Natürlich erfolgt nur eine Veröffentlichung nach expliziter separater Eingabe, daher ist es eine gute Möglichkeit des Ausprobierens. Themen der Medienbildung sollten mitintegriert werden. Wie sollte eine Website attraktiv gestaltet sein? Was ist bei der Usability zu beachten? Was muss beachtet werden, damit keine Urheberrechte verletzt werden?

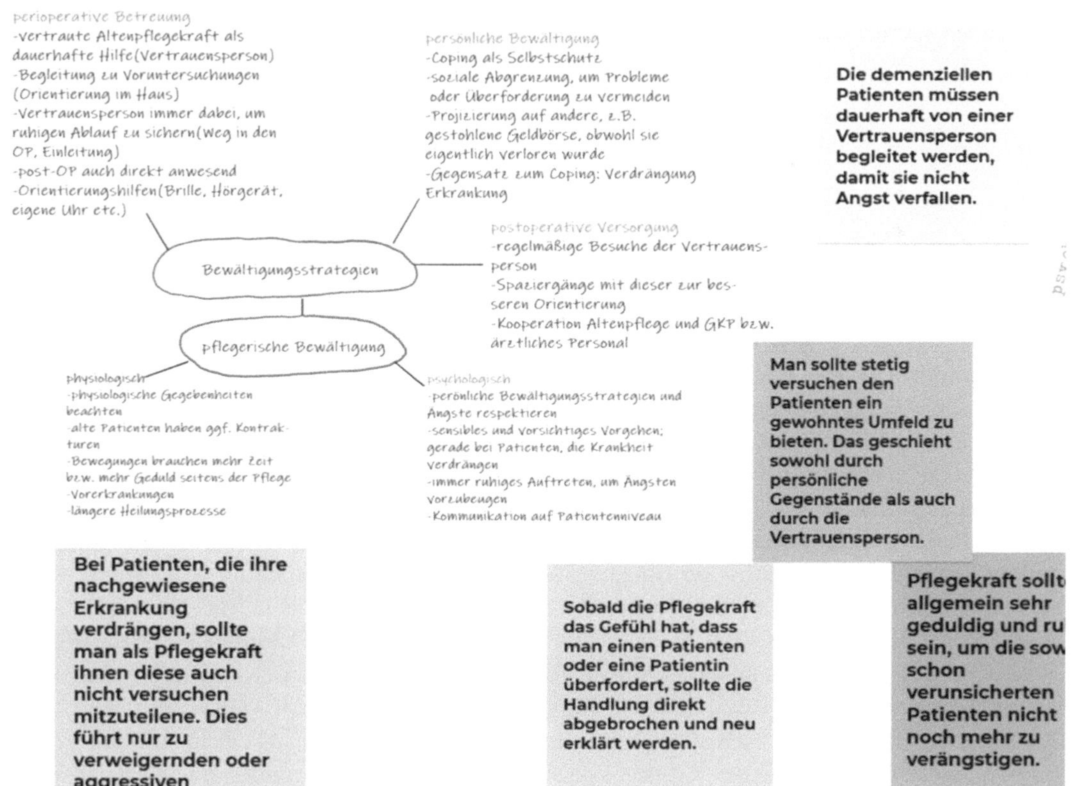

Abb. 6.5 Screenshots einer Ausarbeitung mit Jamboard

Die Erstellung von Webseiten bietet sich auch für die Ergebnispräsentation von Projektarbeiten an. Es ist ein Zeichen von besonderer Wertschätzung der produzierten Leistung und wichtig für die Befähigung der aktiven Internetpartizipation.

Auch mit *Weebly* können Webseiten oder Blogs erstellt werden.

Aber anders als z. B. eine eigene Homepage können *Weblogs* aufgrund der Kommentarfunktion sowohl für die Selbstdarstellung als auch für den Austausch dienen und somit die fachliche sowie die soziale Kompetenz als auch die Selbstkompetenz stärken.

„Corporate Blogs" werden von Mitarbeitern eines Unternehmens oder einer Branche für berufliche Zwecke geführt und dienen ebenso als Kommunikations-, Diskurs- und Koordinationsmedium. Ein Blogger beschäftigt sich eigenmotiviert und selbstorganisiert mit dem Thema bzw. Artikeln seines Blogs. Für das Verfassen ihrer Artikel müssen sich Blogger reflexiv mit sich selbst und ihren Fähigkeiten auseinandersetzen und dabei Werthaltungen entwickeln. Über die Kommentar- und die Trackback- Funktion kann Wissen aber auch ausgetauscht und kooperativ konstruiert werden. Dieses geschieht unter dem Prinzip der Freiwilligkeit (Stocker und Tochtermann 2010, S. 2).

Neben der Möglichkeit auch Videos oder Bilder in einem Blog integrieren zu können, zeichnen drei weitere Elemente einen Weblog aus: Das Archiv, das das Abrufen älterer Einträge ermöglicht, der RSS- Feedreader, der vom Weblog produziert und von den Lesern abonniert werden kann, um über neue Beiträge informiert zu werden, aber auch den Blogger über neue Kommentare in Kenntnis setzt. Außerdem der Blogroll, der eine Linksammlung anderer Blogs darstellt, die für den Blogger und seine Interessen wichtig erscheinen (Adler 2011, S. 98 f.).

Die schriftliche Kommunikation bietet für die Blogger sowie auch für die Leser und Blog-Kommentatoren einen Lern- bzw. Kompetenzgewinn und die schriftliche Ausdruckskraft wird durch das eigene Produzieren von Texten gestärkt.

Weblogs stellen gerade für Organisationen einen erheblichen Nutzen dar, indem Erfahrungen ausgetauscht werden. Es entsteht auf diese Weise ein gemeinsamer Wissenspool.

Für das Vorbereiten auf diese Potenziale sollte deswegen auch eine Blogerstellung im Unterricht erfolgen.

Gemeinsame Kooperation, Wissensaustausch und insbesondere eine Wissenskonstruktion kann über *Wikis* oder *Glossare* erfolgen. Hierbei handelt es sich um asynchrone und webbasierte Autorensysteme, die von allen Beteiligten konstruiert und verändert werden dürfen. Jeder Teilnehmer kann zur Wissenskonstruktion etwas beisteuern, also Wissen reflektieren und gemeinsam neues Wissen schaffen. Diese partizipative Wissensspeichertools ermöglichen ein gemeinsam formuliertes Wissen, mit dem sich alle Beteiligten identifizieren können (Arnold et al. 2018, S. 228).

Die Urheberschaft der Autoren lässt sich allerdings nicht mehr unbedingt zuordnen, sodass die Beteiligung nicht aus Prestigegründen erfolgt, sondern eher aus Gruppenzugehörigkeitsgefühlen, z. B. das Wir-Gefühl im Unternehmen, oder eines Kurses und wegen des persönlichen Nutzens der dynamischen Informations- und Wissenssammlung.

Neben der Stärkung der schriftlichen Ausdrucksfähigkeit wird auch der Umgang mit Hypertexten trainiert, da auch eigenständig Texte mit Hyperlinks erstellt werden können. Außerdem stärken sie die intrinsische Motivation, da das Kompetenzerleben, die Selbstbestimmung und die soziale Eingebundenheit angeregt werden (Arnold et al. 2018, S. 228 ff.).

Wikis und Glossare können kostenlos für die Nutzung erstellt werden, oder sind als Aktivitäten auf einer Lernplattform integriert.

Zu einer komplexen Thematik, oder als Vorbereitung für eine Zwischen- oder Abschlussprüfung bietet es sich an, dass eine Gruppe bzw. ein Kurs ein WIKI oder ein Glossar gemeinsam erstellt. Als Lehrende teilt man zur Unterstützung die einzelnen Buchstaben unter den Kursteilnehmern auf, sodass jeder seinen Part auszufüllen hat. In der Einführung ist aber wichtig darauf hinzuweisen, dass zu jedem Eintrag von jedem Teilnehmer Ergänzungen vorgenommen werden können. Zudem ist der Nutzen dieses Tools zu verdeutlichen. Neben der Kompetenzentwicklung bei der Erstellung, ist es für alle Kursteilnehmer vorteilhaft, dass alle auf die Inhalte zugreifen können, dank mobiler Geräte von jedem Ort aus und zu beliebiger Zeit. Auf der Zugfahrt nach Hause oder bei Wartezeiten können diese Lerneinheiten als Learning Nuggets sinnvoll für das Lernen genutzt werden.

Zwar ist es empfehlenswert als Lehrende die erstellten Inhalte zu kontrollieren und gegebenenfalls Ergänzungen vorzunehmen, allerdings ist dieses meist gar nicht nötig. Denn das zeichnet ebenfalls das „WIKI- Prinzip" aus, dass die Inhalte von den Teilnehmern gewissenhaft bearbeitet werden und inhaltlich korrekt sind. Giles (2005) konnte aufzeigen, dass die Einträge in Wikipedia sich in ihrer Korrektheit und Akkuratheit nur unwesentlich von den Einträgen der renommierten Britannica Encyclopedia unterscheiden.

Auch in der eigenen durchgeführten Evaluation konnte bestätigt werden, dass die Lernenden sehr viel Engagement bei der Erstellung leisteten und die Inhalte korrekt dargestellt wurden. Sie entwickelten ein starkes gemeinschaftliches Verantwortungsgefühl und gaben sich auch deswegen bei der Erstellung ihrer Inhalte sehr viel Mühe, da dieses Artefakt der gesamten Gruppe und jedem einzelnen Kursmitglied genutzt hat (Ortmann-Welp 2019, S. 63).

Fazit

Kooperative Editoren eignen sich für die Zusammentragung von Lernergebnissen, für die Ideensammlung und für die gemeinsame Wissenskonstruktion. Die Nutzung baut zahlreiche Kompetenzen auf. Mit diesen digitalen Tools ist aktives, selbstgesteuertes und kooperatives Lernen möglich und gleichzeitig wird die Medienkompetenz immens gestärkt. Auch ist eine aktive Internetpartizipation ausführbar, da diese Artefakte auch veröffentlicht werden können. ◄

6.11 Online- Lernplattformen

Online- Lernplattformen werden auch als Virtuelle Lernumgebungen bezeichnet. Sie enthalten geschützte Kursräume, in denen für die Teilnehmer viele Lernaktivitäten angeboten werden können. Zu oft werden diese Lernmanagementsysteme jedoch lediglich für die Distribution von Inhalten genutzt. Eine Lernplattform bietet nicht nur die Möglichkeit Lehrskripte hochzuladen, sondern enthält zahlreiche weitere Lernangebote.

Jeder Nutzer verfügt beispielsweise über einen eigenen Blog. In den meisten Lernplattformen ist es auch möglich über ein Erweiterungsmodul, einem Plugin, ein E-Portfolio zu installieren. Es kann allein, also selbstgesteuert, oder in Gruppen gelernt werden. Dafür stehen unterschiedliche Lernaktivitäten zur Verfügung. Es gibt u. a. integrierte Abstimmungstools, Forum, Glossar und Wiki, die Möglichkeit Tests zu erstellen, oder mit weiteren Plugins, wie z. B. H5P raffinierte Videos mit interaktiven Übungen anzufertigen. Über weitere, allerdings kostenpflichtige, Plugins, z. B. Captivate oder Storyline können von der Gestaltung her anspruchsvolle interaktive Lerneinheiten integriert werden. Sogar eine Schnittstelle zu Second Life, einer virtuellen Lernwelt, kann geschaffen werden. Awareness- Werkzeuge stehen ebenso zur Verfügung, damit die Lernenden wissen, wer gerade im Gruppenraum anwesend ist und die Lehrenden können bei Bedarf zeitnah für eine Unterstützung kontaktiert werden. Natürlich ist es auch möglich Dateien, oder Verzeichnisse sowie Internetlinks anzulegen und auch mit der Funktion Lektionen separate Online- Seminare zu erstellen (Ferdinand und Heckmann 2012, S. 185).

Viele der Anwendungen, die in den letzten Kapiteln vorgestellt wurden, können somit in einer virtuellen Lernplattform mit den Lernenden eingeübt werden. Eine Lernumgebung bringt zudem Ordnung und Systematik, indem sie Inhalte anbietet, die auf die Lerninteressen und Lernsituationen der

Lernenden angepasst sind. In der Aus- oder Weiterbildung kann nach den Inhalten bzw. Themen des Curriculums unterteilt werden. Diese sind den Teilnehmern vertraut und bieten so eine Struktur der Lerninhalte und der dazugehörigen Lernaufgaben. So wird für die Lernenden auch die Relevanz und Bedeutsamkeit des Lehrstoffs besser offensichtlich.

Eine Lernplattform kann sozusagen auch als Wegweiser durch die zahlreichen Verzweigungen des Internets fungieren und gerade in der beruflichen Aus- und Weiterbildung einen Aufbau der Selbstlern- und Medienkompetenz fördern (Kerres 2018, S. 468 f.).

Außerdem kann eine virtuelle Lernumgebung auch zur Entwicklung der beruflichen Handlungskompetenz beitragen, da heutzutage alle bekannten Plattformen auf dem Konzept des konstruktivistischen Lernens basieren und somit aktivitätsbasierte und kooperative Lernangebote ermöglichen. Wichtig sind hierbei allerdings die didaktische Strategie und die Unterstützung durch Lehrende. Je nachdem welches didaktische Konzept umgesetzt werden soll, kann ein Trainer genau die passenden Kommunikations- und Kooperationsmodule für die Lernumgebung eines Kurses freischalten, die für die Unterstützung eines Lernprozesses notwendig sind.

Es gibt unterschiedliche Software für Lernplattformen, bekannt sind insbesondere Moodle oder ILIAS. Die meisten Lernplattformen sind Open- Source- Produkte, d. h. frei erhältlich sowie ohne Lizenzkosten und erfüllen in etwas unterschiedlicher Ausprägung die oben genannten Funktionen. Die aus dem Internet downloadbare kostenlose Software muss lediglich über einen Server ins Internet „gespeist" werden. Wenn kein eigener Server zur Verfügung steht bzw. nicht genutzt wird, kann die Internetveröffentlichung über einen Webhosting- Dienst erfolgen. Es entstehen hierbei maximal zweistellige monatliche Gebühren je nach Leistungspaket. Leider gibt es auf dem Markt zahlreiche schwarze Schafe, die die Unwissenheit von Schulen im Bereich digitales Lernen ausnutzen und die Moodle- oder Ilias- Plattformen für einen Monatsbetrag pro Teilnehmer anbieten.

Während ILIAS neben den vorgestellten Angeboten den Fokus auf die kursunabhängige Bereitstellung von Lern- und Arbeitsmaterialien legt, ist Moodle vorrangig für das Lernen in Kursen gedacht.

Insbesondere Moodle ist auch einfach zu administrieren, da über docs.moodle.org nahezu alle Bedienschritte mit Screenshots kostenlos zur Verfügung stehen und außerdem eine weltweite Community jederzeit Online- Unterstützung über ein Forum leistet (Ferdinand und Heckmann 2012, S. 184 f.).

Zur Förderung der Sozialen Präsenz und der Vertrautheit sollten alle Teilnehmer und insbesondere die Lehrenden ein Profilbild von sich hochladen. Die Usability von Moodle weist zwar laut Studien gute Ergebnisse auf, dennoch ist es wichtig entweder im Präsenzunterricht eine Einweisung in die Lernplattform zu geben, oder die Teilnehmer über eine genaue Anleitung mit Screenshots auf die Lernplattform zu führen und die wichtigsten Anwendungen aufzuzeigen. Jeder Teilnehmer hat mit seinen Zugangsdaten Zugriff auf den Kurs, in dem er vom Administrator eingeschrieben wurde. Der Kursraum ist ein geschlossener Raum und nur für die eingeschriebenen Nutzer betretbar. Lehrer erhalten Teacherfunktionen, mit denen sie die Inhalte hochladen und die zahlreichen Angebote erstellen können.

Um eine Überschaubarkeit zu wahren und die Lernumgebung nicht mit Angeboten zu überladen, ist es möglich Angebote zu „verbergen" und diese erst dann für die Teilnehmer sichtbar werden zu lassen, wenn die Angebote bearbeitet werden sollen.

Ebenso ist eine sinnvolle Platzierung der grafischen Elemente auf der Lernumgebung wichtig.

Die zentrale Kursspalte wird am intensivsten fixiert, daher sollte dieser Bildschirmbereich optisch ansprechend sein. Bilder und Grafiken sollten eine gute Qualität besitzen, da Bilder mit schlechter Auflösung stören und den Lernprozess behindern. Navigationspfade müssen vom Administrator bzw. Teacher auf Aktualität überprüft werden und nicht über Umwege zum Ziel führen. Auch die nett aussehenden sich bewegenden Animationen sollten vermieden werden, da sie eher störend und ablenkend sind. Ein Farbkontrast ist zur Vermeidung langer Fixationszeiten ratsam und auch die Schrift sollte nicht zu klein gewählt werden.

Die Anzahl der Blöcke sowie die Anzahl der Funktionen darf nicht zu hoch sein, da sonst die Nutzer die Moodle- Plattform als zu überladen empfinden. Rechts sollten die Blöcke platziert werden, in denen z. B. die auch eingeloggten Personen zu sehen sind, damit diese über die Mitteilungsfunktion kontaktiert werden können. Ebenso ist der Block Ankündigungen und Neue Aktivitäten zu empfehlen (Rakoczi 2012, S. 3 ff.).

Fazit

Eine Lernumgebung kann mit ihren vielfältigen Angeboten sowohl für E-Learning Tage als auch im Präsenzunterricht integriert werden. Sie bietet Ordnung und eine Strukturierung. Sie ermöglicht die Stärkung des selbstgesteuerten und kooperativen Lernens. Die in den vorherigen Kapiteln vorgestellten digitalen Medien können problemlos integriert werden. In der Praxisphase bietet die Lernumgebung für die Auszubildenden einen Ort des Zusammenhalts. Eingerichtete Foren ermöglichen eine einfache Kontaktaufnahme und auch die Lehrenden können die Auszubildenden über die Ankündigungs- Funktion einfach und schnell erreichen. Die Lernenden können in der Praxiszeit auf die Lerninhalte zugreifen, sodass auch ein arbeitsplatzorientiertes Lernen möglich wird. ◀

6.12 Gestaltung von E-Learning Tagen

Aus zahlreichen Gründen sollten in einem länger bestehenden Kurs, insbesondere in der Aus-, und Weiterbildung, neben dem Präsenzunterricht mit digitalen Medien auch E-Learning- Tage durchgeführt werden.

- Zur Vorbereitung der Lernenden auf Online-Fortbildungen und Online- Prüfungen
- Zur Stärkung der Medienkompetenz, der Internetrecherchefähigkeit und zur Medienbildung
- Für die Förderung des selbstgesteuerten Lernens
- Damit verschiedene Tools besser erfahrbar werden (Kooperationsskripte, Forumsdiskussionen, virtuelles Klassenzimmer)
- Da diese Erfahrungen Voraussetzungen sind, um z. B. im Beruf mit Medien sicher umzugehen, zu diesen beraten zu können, etc.
- Um die Potenziale einiger digitaler Medien komplett ausschöpfen zu können (z. B. ist die Durchführung von Forumsdiskussionen im Präsenzunterricht nicht sinnvoll)
- Da einige Themen besonders für E-Learning Tage geeignet sind (z. B. sind sowieso sehr viele Inhalte zum Thema im Internet zu finden)

Tab. 6.2 zeigt einige Lernangebote auf, die an E-Learning Tagen genutzt werden können. Für eine effektive Unterstützung ist es wichtig, dass die Lehrende in der gesamten Zeit des E-Learning Tages erreichbar ist. In den vorherigen Kapiteln sind die jeweiligen notwendigen Interventionen der Lehrenden beschrieben worden.

Gerade für den ersten E-Learning Tag sind mehrere Kontaktmöglichkeiten der Lehrenden an die Teilnehmer weiterzugeben (Mail, Telefon, Mitteilungsfunktion der Lernplattform), damit sowohl eine technische als auch inhaltliche Unterstützung erfolgen kann. Meist sind es Kleinigkeiten, die in kurzer Zeit geklärt werden können (z. B. Vertippen bei der Eingabe der Internetadresse; Passwort vom Administrator falsch eingegeben etc.). Gerade zu Anfang darf sich bei den Lernenden nicht durch fehlende Hilfe eine unbewusste Abneigung oder Widerwillen gegen dieses Lernangebot einstellen, da diese eventuell aufgrund der geringen Medienkompetenz sowieso etwas Sorge haben, nicht zurechtzukommen. Diese Bedenken lösen sich allerdings schnell bei einer guten

Unterstützung und der Erfahrung, dass alles doch nicht so schwer ist, in Luft auf. Eine gute Unterstützung durch die Lehrende ist ebenso für den Lernerfolg und die Zufriedenheit essenziell. Hier ist es, wie bereits beschrieben, bei digitalen Angeboten die Kunst die richtige Balance zwischen Vorgabe bzw. Kontrolle und Selbstbestimmungsermöglichung zu finden (Ortmann-Welp 2019, S. 53 f.).

Von der Abfolge her, die im Arbeitsauftrag schriftlich vermerkt werden sollte und als erstes im Themenfeld in der Lernplattform plaziert wird, ist es eine Mischung aus selbstgesteuerten und kooperativen Lernangeboten und die Phasen entsprechen grob denen für den Präsenzunterricht.

Zu Beginn ist es ebenso eine wichtige Aufgabe der Lehrenden die *Bedeutsamkeit* bzw. die Relevanz für das Lernangebot aufzuzeigen und die *Ziele,* die mit diesem Lernen erreicht werden sollen, an die Lernenden zu kommunizieren. Dieses kann in dem Arbeitsauftrag schriftlich erfolgen, oder die Lehrende erstellt hierzu ein Audio oder ein Video. Ebenso kann die Einführung im virtuellen Klassenzimmer erfolgen.

Zur *Aktivierung des Vorwissens* für eine Thematik kann eine Forumsdiskussion mit den beschriebenen Diskussionssträngen angelegt werden. Falls es eine Thematik ist, die auf einer anderen aufbaut, könnte zur Wiederholung auch ein kooperatives Skript erstellt oder ein Übungstest durchgeführt werden.

Auch Hatties Analysen weisen auf die Wichtigkeit der Berücksichtigung von Vorwissen der Lernenden hin und dass die Lernziele definiert und an die Lernenden unbedingt kommuniziert werden müssen (Hattie 2017, S. 52 f.).

In der *Erarbeitungsphase* werden den Lernenden die Arbeitsmaterialien zur Verfügung gestellt. Das können verschiedene Dateien, Artikel oder Skripte sein. Um die Potenziale der digitalen Medien auszunutzen, sollten ebenso zur Thematik empfehlenswerte Internetseiten über Links dargeboten werden. Passende Videos, entweder selbst vom Lehrenden erstellt, oder als Link zu Youtube oder anderen Mediatheken, fördern ebenfalls die kognitive Verarbeitung. Bei längeren Videos sollte die Passage im Arbeitsauftrag vermerkt werden, die auf jeden Fall von allen Lernenden anzuschauen ist. Für Schnellleser wäre es ein zusätzliches Angebot die Zeit für das Anschauen des gesamten Videos zu nutzen. Es empfiehlt sich für diese ebenfalls im unteren Themenfeld übergreifende Zusatzan-

Tab. 6.2 Umsetzungsbeispiele für die Durchführung von E-Learning Tagen. (Eigene Darstellung)

E-Learning Tage
→ Lehrende ist in der gesamten Zeit über mehrere Medien erreichbar und nimmt ihre Rolle als Teletutor, Lernbegleiter und Online-Moderator ein
(Unterrichtszeit mit ca. 8 Std.)
→ bestehen aus Anteilen selbstgesteuerten Lernens und kooperativen Lernformen (synchron und asynchron)
→ eine für diese mediale Lernform geeignete Thematik aus dem Curriculum
→ ein **Arbeitsauftrag** mit integriertem „Kooperationsskript" als Leitfaden mit jeweiligen Lernaufgaben, Zeitplan, Rollenverteilung bei Gruppenaufgaben etc.

selbstgesteuerte Lernangebote:
• Übungen zur Steigerung der Medien- und Internetrecherchekompetenz
• Bearbeitung der jeweiligen Thematik mit Textdateien, Inhalten aus Internetseiten, Sequenzen aus Videos, durch die Lehrende erstellte Screencasts, etc.
• Bearbeitung der Tests, der Lernübungen, oder der mit interaktiven Übungen angereicherten Videos
• Bearbeiten von Lernaufgaben und Hochladen dieser Ergebnisse auf die Lernplattform

kooperative Lernangebote:
• Forumsdiskussionen
• Erstellung von Glossar oder WIKI
• Synchrone Erstellung von Artefakten mit Kooperativen Editoren (Google Docs; Jamboard, Padlet, Websites, etc.)
• Besuch des virtuellen Klassenzimmers
• Gemeinsame Nutzung und Bearbeitung von Lernaufgaben wie Fallbeispiele, Serious Games, etc.

gebote zur Verfügung zu stellen, z. B, Links zu Internetseiten, oder Newslettern, etc.

Falls gewünscht können zum Video Lernaufgaben gestellt, oder Übungen in das Video integriert werden.

Es macht Sinn die zu erarbeitenden Themeninhalte aufzuteilen und für eine intensive *kognitive Verarbeitung zu sichern.* Folgende Lernangebote sind für eine Fundierung bzw. Beschäftigung mit der Thematik oder einer Ausarbeitung gedacht:

Es können Übungstests erstellt werden, die durchgeführt werden sollen.

In kooperativen Dokumenten bzw. Editoren sollen Inhalte gemeinsam zusammengetragen oder erstellt werden.

Falls eine individuelle Ausarbeitung Sinn macht, können die von den Lernenden erarbeiteten Dateien auf die Lernplattform hochgeladen werden.

Abschließend kann zur Themenzusammenfassung in das virtuelle Klassenzimmer eingeladen werden. Ebenfalls ist es möglich ein Forum für abschließende Fragen zu eröffnen.

Literatur

Abts, D., & Mülder, W. (2017). *Grundkurs Wirtschaftsinformatik. Eine kompakte und praxisorientierte Einführung.* Wiesbaden: Springer Vieweg.

Adler, O. (2011). *Praxiswissen WordPress.* Köln: O´Reilly.

Arnold, P., Kilian, L., Thillosen, A., & Zimmer, G. (2018). *Handbuch E-Learning. Lehren und Lernen mit digitalen Medien* (5. Aufl.). Bielefeld: Bertelsmann.

Azadegan, A., & Harteveld, C. (2014). Work for or against players: On the use of collaboration engineering for collaborative games. Foundations of Digital Games. https://www.researchgate.net/publication/265396306_Work_for_or_Against_Players_On_the_Use_of_Collaboration_Engineering_for_Collaborative_Games. Zugegriffen: 29. März 2020.

Baacke, D. (1996). Medienkompetenz – Begrifflichkeit und sozialer Wandel. In A. von Rein (Hrsg.), *Medienkompetenz als Schlüsselbegriff* (S. 112–124). Klinkhardt: Bad Heilbronn.

Baacke, D. (1997). *Medienpädagogik.* Tübingen: Niemeyer.

Bause, I., Brich, I., Wesslein, A.-K., & Hesse, F. (2018). Using technological functions on a multi-touch table and their affordances to counteract biases and foster collaborative problem solving. *International Journal of Computer-Supported Collaborative Learning.* https://doi.org/10.1007/s11412-018-9271-4. Zugegriffen: 19. März 2019.

Benner, P. (2012). *Stufen zur Pflegekompetenz. From Novice to Expert* (2. Aufl.). Bern: Huber.

Benzel, W., & Rott, D. (2019). *Steuerratgeber für Arbeitnehmer.* Regensburg: Walhalla Verlag.

Bett, K., & Gaiser, B. (2010). E- Moderation. http://www.e-teaching.org/lehrszenarien/vorlesung/diskussion/e-moderation.pdf. Zugegriffen: 22. Febr. 2020.

Boos, M., Müller, A., & Cornelius, C. (2009). *Online-Moderation und Tele- Tutoring.* Stuttgart: Kohlhammer.

Bracken, C., Jeffres, L., & Neuendorf, K. (2004). Criticism or praise? The impact of verbal versus text-only computer feedback on social presence intrinsic motivation, and recall. *CyberPsychology and Behavior, 7,* 349–357.

Bradner, E., & Mark, G. (2001). Social presence with video and application sharing. In *Conference on supporting group work: Proceedings of the 2001 International ACM SIGGROUP conference on supporting group work.* http://citeseerx.ist.psu.edu/viewdoc/summary?doi=10.1.1.418.1489. Zugegriffen: 23. März 2019.

Braun-Goertz, A. (2012). Weltenwandler – Veränderungen im Zeitalter digitaler Medien – unternehmerische Kommunikation mit High Speed Faktor. In G. Lembke & N. Soyez (Hrsg.), *Digitale Medien im Unternehmen. Perspektiven des betrieblichen Einsatzes von neuen Medien* (S. 3–24). Heidelberg: Springer Gabler.

Bundesministerium für Bildung und Forschung (BMBF). (2019). Verwaltungsvereinbarung. DigitalPakt Schule 2019 bis 2014.

Cruz, S. C. S., & Carvalho, A. A. A. (2007). Podcast: A powerful web tool for learning history. http://www.iadisportal.org/digital-library/podcast-a-powerful-web-tool-for-learning-history. Zugegriffen: 23. Dez. 2019.

Döring, N. (2010). Sozialkontakte online: Identitäten, Beziehungen, Gemeinschaften. In W. Schweiger & K. Beck (Hrsg.), *Handbuch Online- Kommunikation* (S. 159–183). Wiesbaden: VS Verlag.

Eickelmann, B., & Gerick, J. (2018). Lehren und Lernen mit digitalen Medien – Zielsetzungen, Rahmenbedingungen und Implikationen für die Schulentwicklung. *Schulmanagement – Handbuch, 164,* 54–81.

Elsholz, U. (2013). Ein Portfolio als Chance zur Entwicklung individualisierter Beruflichkeit. http://www.bwpat.de/ht2013/ws01/elsholz_ws01-ht2013.pdf. Zugegriffen: 25. Dez. 2014.

Fachkommission. (2019). Rahmenpläne der Fachkommission nach §53 PflBG. https://www.bibb.de/dokumente/pdf/geschst_pflgb_rahmenplaene-der-fachkommission.pdf. Zugegriffen: 8. März 2020.

Faulstich, P. (2013). *Menschliches Lernen. Eine kritisch-pragmatische Lerntheorie.* Bielefeld: transcript.

Ferdinand, P., & Heckmann, P. (2012). Plattformen. In J. Haake, G. Schwabe, & M. Wessner (Hrsg.), *CSCL-Kompendium 2.0* (2. Aufl., S. 163–186). München: Oldenbourg.

Giles, J. (2005). Encyclopedias go head to head. *Nature, 438,* 900–901.

Hattie, J. (2017). *Lernen sichtbar machen für Lehrpersonen.* Baltmannsweiler: Schneider Verlag Hohengehren.

Heinen, R. (2018). Lerninfrastrukturen in der Schule im digitalen Wandel. In Schulmanagement – Handbuch 165, *Schule 4.0,* S. 24–34.

Holmer, T., & Jödick, F. (2012). Kooperation in kleineren Lerngruppen. In J. Haake, G. Schwabe, & M. Wessner (Hrsg.), *CSCL- Kompendium 2.0* (2. Aufl., S. 112–120). München: Oldenbourg.

Howe, F., & Knutzen, S. (2013). Digitale Medien in der gewerblich-technischen Berufsausbildung. Einsatzmöglichkeiten digitaler Medien in Lern- und Arbeitsaufgaben. http://datenreport.bibb.de/media2013/expertise_howe-knutzen.pdf. Zugegriffen: 20. Dez. 2019.

Hoogerheide, Vincent, Deijkers, Linda, Loyens, Sofie, Heijltjes, Margot, & van Gog, Tamara. (2016). Gaining from explaining: Learning improves from explaining to fictitious others on video, not from writing to them. *Contemporary Educational Psychology, 44,* 95–106.

Jonas, K., Stroebe, W., & Hewstone, M. (2014). *Sozialpsychologie* (6. Aufl.). Berlin: Springer.

Keist, M., & Gissler, M. (2013). E-Learning bei der Schweizerischen Post wird laufend mobile. In C. de Witt & A. Sieber (Hrsg.), *Mobile Learning. Potenziale, Einsatzszenarien und Perspektiven des Lernens mit mobilen Endgeräten* (S. 218–239). Wiesbaden: Springer.

Kerres, M. (2018). *Mediendidaktik. Konzeption und Entwicklung digitaler Lernangebote* (5. Aufl.). Berlin: de Gruyter.

Kultusministerkonferenz. (2017). Bildung in der digitalen Welt. https://www.kmk.org/fileadmin/Dateien/veroeffentlichungen_beschluesse/2018/Strategie_Bildung_in_der_digitalen_Welt_idF._vom_07.12.2017.pdf. Zugegriffen: 27. März 2020.

Leisenberg, M., & Schweifel, A. (2012). Social Media für mittelständische Unternehmen: Thesen und Handlungsempfehlungen. In G. Lembke & N. Soyez (Hrsg.), *Digitale Medien im Unternehmen, Perspektiven des betrieblichen Einsatzes von neuen Medien* (S. 211–236). Heidelberg: Springer Gabler.

Mayer, R. E. (2009). *Multimedia learning* (2. Aufl.). New York: Cambridge University Press.

Medienpädagogischer Forschungsverbund Südwest (MPFS). (2018). JIM- Studie 2018. https://www.mpfs.de/fileadmin/files/Studien/JIM/2018/Studie/JIM2018_Gesamt.pdf. Zugegriffen: 22. Febr. 2020.

Mende, S., Proske, A., Körndle, H., & Narciss, S. (2017). Who benefits from a low versus high guidance CSCL script and why? *Instructional Science, 45,* 439–468. https://doi.org/10.1007/s11251-017-9411-7.

Moser, H. (2019). *Einführung in die Medienpädagogik. Aufwachsen im digitalen Zeitalter* (6. Aufl.). Wiesbaden: Springer VS.

Muuß-Merholz, J. (2019). *Digitale Schule. Was heute schon im Unterricht geht.* Hamburg: ZLL21.

Ortmann-Welp, E. (2019). *Digitale kooperative Medien in Weiterbildungskursen des Pflegeberufs.* Heidelberg: Springer.

Petschenka, A., Ojstersek, N., & Kerres, M. (2004). Lernaufgaben gestalten. Lerner aktivieren mit didaktisch sinnvollen Lernaufgaben. In A. Hohenstein & K. Wilbers (Hrsg.), *Handbuch E- Learning., Kapitel 4.19.* Deutscher Wirtschaftsdienst: Köln.

Rakoczi, G. (2012). Effektive Kursgestaltung – Erkenntnisse der Eye Tracking Forschung nutzen. http://publik.tuwien.ac.at/files/PubDat_207338.pdf. Zugegriffen: 1. März 2019.

Rohs, M., & Elsholz, U. (2014). E-Portfolios für das lebenslange Lernen. In U. Elsholz & M. Rohs (Hrsg.), *E-Portfolios für das lebenslange Lernen* (S. 11–18). Bielefeld: Bertelsmann.

Rosa, L. (2019). Lernen im digitalen Zeitalter. In A. Krommer, M. Lindner, D. Mihajlovic, J. Muuß-Merholz, & P. Wampfler (Hrsg.), *Routenplaner # Digitale Bildung* (S. 103–122). Hamburg: Verlag ZLL21 e. V.

Schiefner, M. (2008). Podcasting – Educating the Net Generation!? In M. Ebner, M. Raunig, W. Ritsch, & S. Thallinger (Hrsg.), *Lifetime podcasting* (S. 13–27). iUNIG: Graz.

Schlieszeit, J. (2011). *Mit Whiteboards unterrichten.* Weinheim: Beltz.

Schwabe, G. (2012). Medienwahl. In J. Haake, G. Schwabe, & M. Wessner (Hrsg.), *CSCL-Kompendium 2.0* (2. Aufl., S. 225–233). München: Oldenbourg.

Schulz-Hardt, S., & Brodbeck, F. (2014). Gruppenleistung und Führung. In K. Jonas, W. Stroebe, & M. Hewstone (Hrsg.), *Sozialpsychologie* (6. Aufl., S. 469–505). Heidelberg: Springer.

Seiwert, L. (2014). *Das 1x1 des Zeitmanagement: Zeiteinteilung, Selbstbestimmung, Lebensbalance.* München: Gräfe und Unzer.

Seufert, S. (2013). Kompetenzentwicklung von Lehrpersonen im Kontext digitaler Medien: Verzahnung von formellen und informellen Lernen. In S. Seufert & C. Metz-ger (Hrsg.), *Kompetenzentwicklung in unterschiedlichen Lernkulturen* (S. 521–529). Eusl: Paderborn.

Showers, E. Tindall, N., & Davies, T. (2015). Equality of Participation Online Versus Face to Face: Condensed Analysis of the Community Forum Deliberative Methods Demonstration. SSRN Electronic Journal. https://www.researchgate.net/publication/314407785_Equality_of_Participation_Online_Versus_Face_to_Face_An_Analysis_of_the_Community_Forum_Deliberative_Methods_Demonstration. Zugegriffen: 19. März 2018.

Stadler, M. (2008). *Medienkompetenz. Handbuch zur Wissensverarbeitung für Pflegende und Hebammen.* Bern: Huber.

Stocker, A., & Tochtermann, K. (2010). *Wissenstransfer mit Wikis und Weblogs. Fallstudien zum erfolgreichen Einsatz von Web 2.0 in Unternehmen.* Wiesbaden: Gabler.

Su, Y., Li, Y., Hu, H., & Rosé, C. (2017). Exploring college English language learners' self and social regulation of learning during wiki-supported collaborative reading activities. *International Journal of Computer-Supported Collaborative Learning.* https://doi.org/10.1007/s11412-018-9269-y. Zugegriffen: 19. März 2019.

Tulodziecki, G., Herzig, B., & Grafe, S. (2019). *Medienbildung in Schule und Unterricht* (2. Aufl.). Bad Heilbrunn: UTB.

Ullrich, C., & Schiek, D. (2014). Gruppendiskussionen in Internetforen Kölner. *Zeitschrift für Soziologie und Sozialpsychologie, 66,* 459–474.

Wecker, C., & Fischer, F. (2014). Where is the evidence? A meta-analysis on the role of argumentation for the acquisition of domain-specific knowledge in computer-supported collaborative learning. *Computer & Education, 75,* 218–228.

Weinberger, A., & Fischer, F. (2012). Computerunterstützte Kooperationsskripts. In J. Haake, G. Schwabe, & M. Wessner (Hrsg.), *CSCL- Kompendium 2.0* (2. Aufl., S. 234–239). München: Oldenbourg.

Weinreich, C. (2015). Fachinterne und Fachexterne Textsorten in der Medizin. In A. Busch & T. Spronz-Fogasy (Hrsg.), *Handbuch Sprache in der Medizin* (S. 389–402). Berlin: de Gruyter.

Wessner, M. (2012). Werkzeuge für Scripted Collaboration. In J. Haake, G. Schwabe, & M. Wessner (Hrsg.), *CSCL- Kompendium 2.0* (2. Aufl., S. 159–162). München: Oldenbourg.

Gerade in der Bildung muss die Qualität stimmen. Das gilt natürlich auch für Lernangebote mit digitalen Medien und E-Learning-Angebote. Die Konzeption spielt hierbei eine wichtige Rolle. Es sind vorherige Überlegungen, eine vollständige mediendidaktische Planung und eine formative Evaluation zur Qualitätsentwicklung sehr wichtig. Eine Evaluation ist als ein wichtiges Element der Qualitätssicherung zu sehen. Ohne eine Evaluation ist Professionalität nicht herstellbar. Es geht um die Frage: Was bewirkt mein Tun? Qualitätsentwicklung ist ein Regelkreislauf, der Kontinuität bedarf (Riecke-Baulecke 2012).

Hatties Metaanalyse (2017) belegte ebenfalls die Bedeutung des „Schülerfeedbacks" für das Lehrerhandeln.

Lehrpersonen sind laut Hattie (2017, S. 186) die Change- Agents. Es ist als Lehrperson wichtig sein pädagogisches Handeln an die aktuellen Anforderungen anzupassen und wirkungsorientiert zu reflektieren sowie zu evaluieren, um ggf. Optimierungsmaßnahmen zu ergreifen.

Die Evaluation kann mittels eines Fragebogens erfolgen, ebenso ist ein Abstimmungstool möglich, mittels eines Forums, oder die Rückmeldung im Präsenzunterricht. Eine ausführliche Rückmeldung in quantitativer und qualitativer Form sollte nach einer längeren Phase durchgeführt werden. Mit der quantitativen Befragung können Zusammenhänge erfasst werden, man erhält von jedem Lernenden eine anonyme Rückmeldung und kann so auch Ausreißer ermitteln. Die qualitative Untersuchung liefert mögliche Erklärungen anhand von Einzelfallanalysen für Ergebnisse der quantitativen Untersuchung.

Bei der Einbindung digitaler Angebote im Präsenzunterricht erfolgt die Evaluation genauso wie bisher, außer dass noch einzeln zu den digitalen Angeboten befragt werden kann.

Eine Rückmeldung sollte sich z. B. nach einem E-Learning Tag eingeholt werden. Mittels der Befragung soll evaluiert werden, ob die Teilnehmer mit den digitalen Lernangeboten zufrieden sind. Außerdem ist es wichtig zu erfahren, wie die Gestaltung und Bedienbarkeit, die Usability, von den Teilnehmern bewertet wird. Zusammenhänge zwischen der *Usability* und der *Zufriedenheit* bzw. Nutzungsmotivation bei einer digitalen Lernumgebung sind vom Usability- Experten Nielsen bereits im Jahre 1992 eindeutig belegt.

Die Wirksamkeit der *Unterstützung* durch die Lehrende ist ebenso für den Lernerfolg und die Zufriedenheit essenziell. Diese sollte im allgemeinen Zusammenhang (technisch sowie inhaltlich) und bezogen auf das jeweilige Angebot (Forumsdiskussion, kooperative Editoren, etc.) abgefragt werden. Bei der Nutzung digitaler kooperativer Tools für Lernprozesse stellt es für die Lehrenden eine besondere Herausforderung dar die passende Balance der Unterstützung zu finden. Hier ist es

© Springer-Verlag GmbH Deutschland, ein Teil von Springer Nature 2020
E. Ortmann-Welp, *Digitale Lernangebote in der Pflege*, https://doi.org/10.1007/978-3-662-61674-1_7

wichtig, sich Feedback einzuholen, um daraus zu lernen und Anpassungen vorzunehmen.

Eine wichtige Aufgabe der Lehrenden ist es auch die Bedeutsamkeit bzw. die Relevanz für das Lernangebot aufzuzeigen und die Ziele, die mit diesem Lernen erreicht werden sollen, an die Lernenden zu kommunizieren. Ob diese *Relevanz* auch in gewünschter Form bei den Teilnehmern angekommen ist, sollte ebenso erfragt werden, denn dann kann ggf. noch eine detailliertere Erklärung erfolgen.

Nach mehreren E-Learning Tagen bzw. nach einer längeren Zeit des Lernens mit digitalen Medien kann auch die Selbsteinschätzung zum *Lernzuwachs* erfragt werden.

Auf die Nachfrage, ob technisch alles geklappt hat, erhält man nützliche Rückmeldungen, auf die man manchmal sonst als Lehrende nicht gekommen wäre. So wurde einmal gesagt, dass es lästig ist sich immer neu auf die Lernplattform einloggen zu müssen. Die Lernenden waren an einem E-Learning Tag in der Erarbeitungsphase beim Lesen und mussten sich beim nächsten Blick in den Online- Kursraum wieder einloggen. Da die Lehrende während des E-Learning Tages die verschiedenen Angebote zur Unterstützung häufig ansteuert, ist der kurze automatische Logout persönlich nicht aufgefallen. Dank des Hinweises ist problemlos die Zeit des automatischen Logouts verlängert worden.

Meistens sind es bei den technischen Problemen nur Kleinigkeiten, die mit einer Mail oder einem Telefonat behoben werden können. Die falsche Eingabe der Internetseite oder andere schnell zu lösende Probleme sind meistens am ersten E-Learning Tag geklärt und spielen beim zweiten Mal keine Rolle. Es ist nur sehr wichtig, dass die Lernenden wissen, es steht jemand als Ansprechpartner zur Verfügung.

Auch der erstellte Arbeitsauftrag bzw. das Kooperationsskript sollten evaluiert werden. Waren die einzelnen zeitlichen Phasen gut kalkuliert, oder hatten die Lernenden zu wenig Zeit? War alles verständlich formuliert? (Ortmann-Welp 2019, S. 67 f.).

Auch wenn zuerst Hemmungen oder Befürchtungen, natürlich auch Verbesserungsvorschläge seitens der Lernenden geäußert werden und vereinzelte Optimierungen durch Lehrende erfolgen müssen, so wird allgemein von allen Lernenden geäußert, wie bereichernd diese digitalen Lernangebote für sie und ihre Kompetenzentwicklung sind.

▶ **Tipp**
Abzufragende Items:
Technische Probleme, Relevanz, Unterstützung, Usability, Zufriedenheit, Lernzuwachs, etc.

Literatur

Hattie, J. (2017). *Lernen sichtbar machen für Lehrpersonen.* Baltmannsweiler: Schneider Verlag Hohengehren.

Nielsen, J. (1992). *Finding usability problems through heuristic evaluation, ACM CHI´92,* S. 373–380. Monterey: CA.

Nielsen, J., & Loranger, H. (2006). *Web Usability.* München: Addison & Wesley.

Ortmann-Welp, E. (2019). *Digitale kooperative Medien in Weiterbildungskursen des Pflegeberufs.* Heidelberg: Springer.

Riecke-Baulecke, T. (2012). Grundlagen. In A. Helmke, T. Helmke, D. Leutner, G. Pham, T. Riecke-Baulecke, & C. Spoden (Hrsg.), *Interne Evaluation. Grundlagen und Verfahren.* Schulmanagement Handbuch Band 144. München: Oldenbourg.

Stichwortverzeichnis